保育者養成シリーズ

子どもの保健 Ⅱ

林 邦雄・谷田貝公昭 [監修]
宮島 祐 [編]

一藝社

監修者のことば

　周知のとおり、幼児期の保育の場は、わが国では幼稚園と保育所に二分されている。幼稚園は文部科学省の管轄の下にある教育の場であるのに対し、保育所は教育を主体とする場ではなく、福祉の側面を備えた厚生労働省の下に位置づけられている。しかしながら、保育所は遊びを通じて情操を育むなど、教育的な側面をも包含していることは言うまでもない。

　このような事情から、従前より、幼稚園と保育所のいわゆる「幼・保一元化」が求められてきた。この動きは、社会環境の変貌とともにしだいに活発となり、保育に欠ける幼児も欠けない幼児も共に入園できる「認定こども園」制度として実現した。すなわち、平成18年に成立した「就学前の子どもに関する教育、保育等の総合的な提供の推進に関する法律」(「認定こども園設置法」)がそれである。

　今後、「総合こども園」(仮称)などの構想もあるが、こうした中で保育者は保育士資格と幼稚園免許の2つを取得するという選択肢が広がる可能性が高まっている。その理由は、総合こども園は、幼稚園機能、保育所機能、子育て支援機能(相談などが提供できる)を併せ持った施設で、既存の幼稚園と保育所を基本としているからである。

　監修者は長年、保育者養成に関わってきたものであるが、「保育学」「教育学」は、ある意味において「保育者論」「教師論」であると言えるであろう。それは、保育・教育を論ずるとき、どうしても保育・教育を行う人、すなわち保育者・教師を論じないわけにはいかないからである。よって、「保育も教育も人なり」の観を深くかつ強くしている。換言す

れば、幼児保育の成否は、保育者の優れた資質能力に負うところが大きいということである。特に、幼児に接する保育者は幼児の心の分かる存在でなければならない。

　この保育者養成シリーズは、幼児の心の分かる人材（保育者）の育成を強く願って企画されたものである。コミュニケーションのままならぬ幼児に接する保育者は、彼らの心の深層を読み取れる鋭敏さが必要である。本シリーズが、そのことの実現に向かって少しでも貢献できれば幸いである。多くの保育者養成校でテキストとして、保育現場の諸氏にとっては研修と教養の一助として使用されることを願っている。

　本シリーズの執筆者は多方面にわたっているが、それぞれ研究専門領域の立場から最新の研究資料を駆使して執筆している。複数の共同執筆によるため論旨や文体の調整に不都合があることは否めない。多くの方々からのご批判ご叱正を期待している。

　最後に、監修者の意図を快くくんで、本シリーズ刊行に全面的に協力していただいた一藝社・菊池公男社長に深く感謝する次第である。

平成28年3月吉日

　　　　　　　　　　　　　　　　　監修者　林　　邦雄
　　　　　　　　　　　　　　　　　　　　　谷田貝公昭

まえがき

　本邦における少子化・核社会はますます深刻な時代となり、それとともに子育て世代となる25～39歳代の女性の就業率は80％を越える状況となり、必然的に保育所の需要は極めて高く、待機児童数の多さは社会的問題となっている。保護者が安心して子どもを預けられる保育所を増すためには、子どもの特性を理解し、適切に対応することのできる保育士養成は極めて重要な課題となっている。

　本書は、厚生労働省から発令された「指定保育士養成施設の指定及び運営の基準」における保育の対象の理解に関する科目として、平成26年春に刊行された「子どもの保健Ⅰ」に続いて、「子どもの保健Ⅱ」を学ぶうえで、重要な項目を抽出しており、各々の領域において気鋭の方々が分かりやすくまとめられている。

　第1章では、子どもの健康及び安全に係る保健活動に際し、計画の作成・記録と評価方法についてまとめられ、第2章で「個別対応」、第3章では「集団の健康・安全・衛生管理」について解説され、第4章では「養護と教育の一体性」すなわち幼保連携型こども園への進展を踏まえ、一体化した保育のあり方についてまとめられている。第5章から第7章は、子どもの心身の健やかな成長を促すうえで不可欠の生活習慣と心身の健康、子どもの発達段階に応じた援助・家族支援、さらには虐待の早期発見において保育士の役割がまとめられている。第8章では集団における感染症の予防および支援に不可欠の知識と実践がまとめられ、第9・10章では個別的配慮を必要とする発達障害児や肢体不自由児の理解と、子どものみならず保護者に対する支援についても述べられている。

これは虐待防止のうえでも極めて重要な視点となっている。第11章から13章において、事故防止と健康安全管理は園のみならず自治体・国など公的機関との密接な連携が不可欠であること、事故発生時の救急対応、災害への備えと危機管理について具体的に解説されている。第14章では働く職員の心のケアの重要性、第15章で日本の母子健康手帳が世界の保健活動に重要な役割を果たしていることを理解し、グローバルな活動に向けての提言が述べられている。

　本書の内容は、個々の子どもの特徴を捉え、集団としての健康・安全を保証し、子どもたちの健やかな成長を確保するうえで、保育者として何をなすべきかがまとめられている。それは不適切な養育環境にいる子どもを救うためにも極めて重要な視点となる。保育所のリスク管理は不可欠であり、突発的な事故や災害の備えと対応、救急処置の対応、職員の心身のケアが行われ安心して働ける保育の現場が求められる。これらが成熟していくことで、日本において開発された母子健康手帳と同様に、世界に発信できる保健活動を担う保育者が養成されていくことを期待する。

　このような機会を与えていただいた林邦雄先生、谷田貝公昭先生、そして一藝社の菊池公男社長に心より感謝申し上げる。

平成28年3月

編者　宮島　祐

子どもの保健Ⅱ ● もくじ

監修者のことば …… 2
まえがき …… 4

第1章 子どもの健康および安全に係る保健計画作成と評価 …… 9
- 第1節 保健計画作成
- 第2節 保健活動記録
- 第3節 自己評価

第2章 個別対応 …… 21
- 第1節 園における保健に係る個別対応
- 第2節 発達的特性を踏まえた健康の保持・増進

第3章 集団の健康・安全・衛生管理 …… 35
- 第1節 集団生活が健康にもたらす影響
- 第2節 乳幼児期と集団生活
- 第3節 保育所の健康・安全・衛生管理と保育

第4章 養護と教育の一体性 …… 45
- 第1節 養護と教育の一体性とは何か
- 第2節 養護と教育に関わる内容
- 第3節 養護と教育の一体化した保育

第5章 子どもの生活習慣と心身の健康 …… 55
- 第1節 遊び・基本的生活習慣と心身の健康
- 第2節 健康行動・安全行動の獲得
- 第3節 子どもの生活習慣と環境

第6章 子どもの発達援助と保健活動……69
第1節 発達段階に応じた援助
第2節 家族支援
第3節 虐　待

第7章 乳児への適切な対応……83
第1節 発達に応じた安全な環境
第2節 保育における乳児の健康管理
第3節 基本的生活習慣の援助と配慮点〜丁寧な関わりの中で〜

第8章 感染症の予防と支援……97
第1節 感染症とは
第2節 予防対策
第3節 主な感染症
第4節 保育所での連携体制

第9章 個別的配慮を必要とする子どもへの対応……113
第1節 発達障害児への対応
第2節 被虐待児への対応
第3節 母子家庭の子どもへの対応

第10章 障害のある子どもへの適切な対応……127
第1節 障害に共通した対応の基本
第2節 障害のある子どもへの対応
第3節 ユニバーサルデザインの時代へ

第11章 事故防止と健康安全管理の組織的取り組み……141
第1節 子どもの健全育成を妨げる事故
第2節 国や地方自治体の取り組み
第3節 キッズデザインやマークなどによる啓蒙活動
第4節 地域での取り組み

第12章 救急処置と救急蘇生法……153

第1節 子どもの事故の特徴
第2節 園舎・園庭でよく起こる事故と対応
第3節 心肺蘇生法

第13章 災害への備えと危機管理……167

第1節 園における災害時の対応
第2節 災害への備え
第3節 事故対策と事件への対応

第14章 心の健康問題……179

第1節 職員の心のケア
第2節 精神疾患の理解と対応について

第15章 地球保健活動……191

第1節 グローバルヘルスの広がりとアジェンダ
第2節 子どものグローバルヘルスと健康格差
第3節 日本の母子保健システムと母子健康手帳
第4節 日本の母子健康手帳のグローバルな広がりに向けて

監修者・編者紹介……205
執筆者紹介……206

第 1 章

子どもの健康および安全に係る保健計画作成と評価

中村　宏子

第1節　保健計画作成

1．保健計画とは

　幼稚園や保育所での保健活動には、①子どもの健康支援、②健康な環境づくり、③保護者および関係機関との連携、④地域への子育て支援がある。保育者は、子ども一人ひとりの健康と、集団生活での感染症対策や子どもたちとの相互作用による成長・発達促進を踏まえた視点が求められる。また、子どもたち自身が、健康に関心を持ち、自分の身体を守ることができ、他者の身体を守ることができるよう指導していかねばならない。図表1に、保育所保健業務の活動領域を示した。
　保健計画とは、子どもの健康と安全に関するさまざまな保健活動を効果的に実施するために作成し、教育課程あるいは保育課程の中に組み込み実施していくものである。

2．保健計画作成の位置づけ

　保育所の保健計画については、保育所保育指針の第5章に「子どもの健康に関する保健計画を作成し、全職員がそのねらいや内容を明確にしながら、一人一人の子どもの健康の保持及び増進に努めていくこと」と明記されている。幼稚園や認定こども園では、学校保健安全法第5条に「児童生徒等及び職員の心身の健康の保持増進を図るため、児童生徒等及び職員の健康診断、環境衛生検査、児童生徒等に対する指導その他保健に関する事項について計画を策定し、これを実施しなければならない」と定められている。
　保健計画作成の様式は特に決められてはいないので、園の特徴や理念を念頭におき、健康上の課題を達成するための目標を定め作成する。作

図表1　保育所保健業務の活動領域

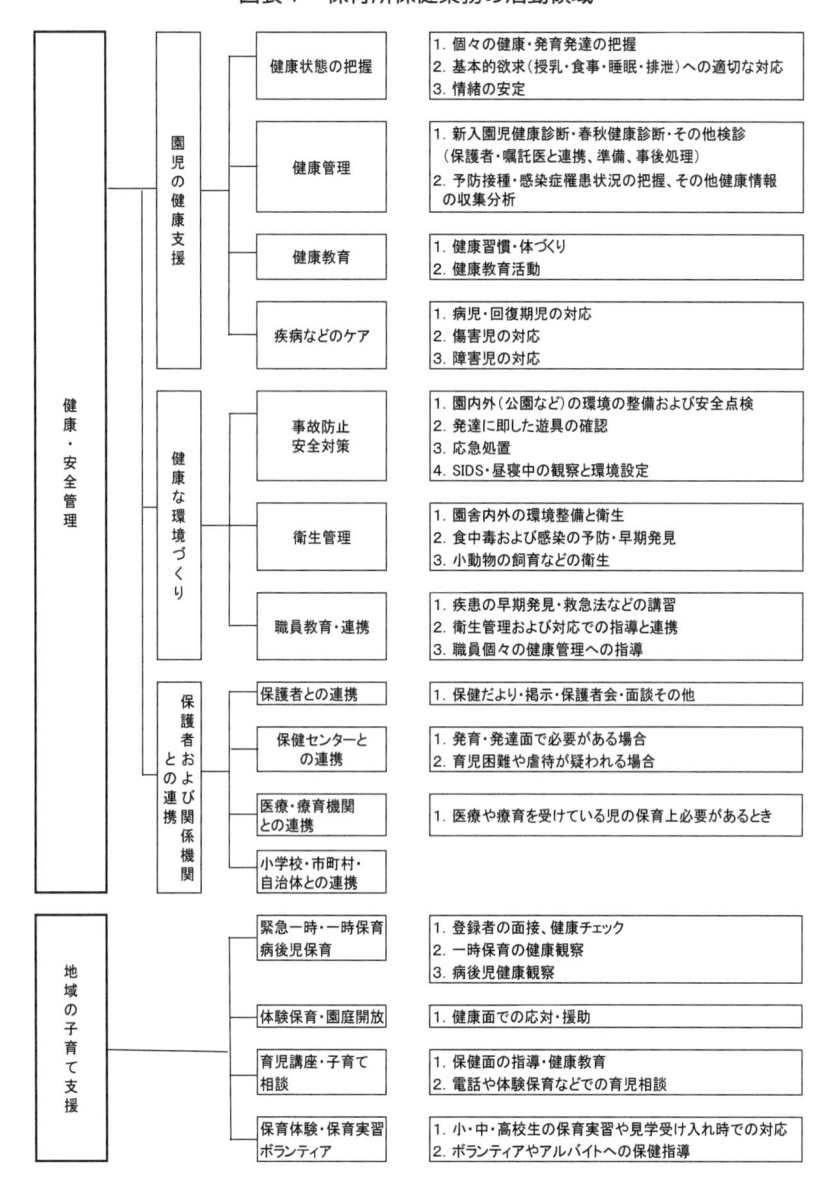

健康・安全管理	園児の健康支援	健康状態の把握	1. 個々の健康・発育発達の把握 2. 基本的欲求（授乳・食事・睡眠・排泄）への適切な対応 3. 情緒の安定
		健康管理	1. 新入園児健康診断・春秋健康診断・その他検診 　（保護者・嘱託医と連携、準備、事後処理） 2. 予防接種・感染症罹患状況の把握、その他健康情報の収集分析
		健康教育	1. 健康習慣・体づくり 2. 健康教育活動
		疾病などのケア	1. 病児・回復期児の対応 2. 傷害児の対応 3. 障害児の対応
	健康な環境づくり	事故防止 安全対策	1. 園内外（公園など）の環境の整備および安全点検 2. 発達に即した遊具の確認 3. 応急処置 4. SIDS・昼寝中の観察と環境設定
		衛生管理	1. 園舎内外の環境整備と衛生 2. 食中毒および感染の予防・早期発見 3. 小動物の飼育などの衛生
		職員教育・連携	1. 疾患の早期発見・救急法などの講習 2. 衛生管理および対応での指導と連携 3. 職員個々の健康管理への指導
	保護者および関係機関との連携	保護者との連携	1. 保健だより・掲示・保護者会・面談その他
		保健センターとの連携	1. 発育・発達面で必要がある場合 2. 育児困難や虐待が疑われる場合
		医療・療育機関との連携	1. 医療や療育を受けている児の保育上必要があるとき
		小学校・市町村・自治体との連携	
地域の子育て支援		緊急一時・一時保育 病後児保育	1. 登録者の面接、健康チェック 2. 一時保育の健康観察 3. 病後児健康観察
		体験保育・園庭開放	1. 健康面での応対・援助
		育児講座・子育て相談	1. 保健面の指導・健康教育 2. 電話や体験保育などでの育児相談
		保育体験・保育実習 ボランティア	1. 小・中・高校生の保育実習や見学受け入れ時での対応 2. ボランティアやアルバイトへの保健指導

出典：［全国保育園保健師看護師連絡会、2011］p3を基に作成

第1章●子どもの健康および安全に係る保健計画作成と評価　　11

成には、職員全員が意見を出し合って計画を立てることによって、一貫性、実行性のある計画となる。

3．保健計画の作成過程

（1）目指す子ども像を描く

　各園にはそれぞれの教育理念・保育理念がある。その理念に基づき、目指す健康な子ども像を描いてみよう。「目が輝き、いろいろなものに関心・探究心を持ち、動いている子ども」「生活リズムが整っている子ども」「自分や友達の身体を守ることができる子ども」などである。園が目指す子ども像について、職員全員が共通認識を持つことは、目標に向かってそれぞれの役割や責任を果たすうえで重要である。

（2）情報を収集し分析する

　子どもたちの健康状態を把握する。最も基本となる情報は、欠席者数、病名別数、感染症別数、受傷数、内科健診結果、歯科健診結果、身体計測結果、体力測定結果などである。また、ふだんの保育や保健活動を行いながら、問題点や疑問点があれば実態調査をし、必要な情報を収集することも大切である。それらの結果を検討（アセスメント）することによって、新たな課題が明らかとなり、次期の目標となる場合もある。目指す子ども像との乖離した部分が、差を埋めるべき目標と言える。

（3）1年間の目標を決める

　目標設定において一般的に、子どもたちの生命を守ることや、情緒の安定を図ることが中心となるが、前述した目指す子ども像や、情報収集し分析した結果を基に、各園独自の目標を決めることが望ましい。

（4）年間計画・月間計画を作成する

　作成に当たって、以下の手順を示す。

①定例の年間行事予定を書き入れる：入園式、遠足、内科検診、歯科検診、身体測定、聴力・視力測定、体力測定、運動会、保護者会、地域高齢者との交流会、小学校との連絡会などを書き入れる。
②重点目標に対する対策を考える：例えば、感染症対策に重点を置くのであれば、感染源、感染経路、感受性（子どもたちの体力や予防接種状況）の面から、どのような対策をとることができるのかを考え決定する。
③月ごとの保健活動の内容を書き入れる：季節や入園時期に伴う具体的な活動や、重点目標に対して取り組む保健活動の内容を書き入れる。
④保護者との協力・連携事項を書き入れる：保護者への協力を要請する場合や、情報の提供を行うことによって、連携した活動ができるように考慮することが大切である。
⑤年齢別の計画を書き入れる：子どもの発達過程を踏まえ、年齢別に達成できるものを想定して書き入れる。
⑥職員間で留意すべき事項を書き入れる：職員の健康や、特に職員間で留意しておくべき事項について明記する。
⑦地域への子育て支援としての活動事項を書き入れる。

(5) 職員の役割分担を決める

　職員全体で取り組むために、園長、主任、クラス担任、クラス副担任だけでなく、園医、看護職、栄養士など他の専門職や、常勤・非常勤にかかわらず全職員の役割分担を決め、責任を明確にしておくことが重要である。特に障害のある園児には、保健面でも手厚い支援を考慮する必要がある。

(6) 保健計画を活用し実施する

　保健計画に従って実施する。実施マニュアルを作成し、誰もが理解し

図表2　保健年間指導計画（例）

平成○○年度　　○○こども園
保健目標1．子どもたちが健康に成長・発達し、園生活を快適に送ることができる。
　　　　2．感染症の発症を最小限に抑える。

		4月	5月	6月
目標		園生活に慣れ、情緒が安定した状態で過ごすことができる	規則正しい生活リズムで過ごすことができる 外で元気に遊ぶ	歯の大切さを知り、歯磨きの習慣を身につける 熱中症を防止する
保健行事		・身体計測 ・衛生検査	・内科健診 ・ぎょう虫卵検査 ・身体計測	・歯科検診（プラークテスト） ・身体計測 ・衛生検査
保健活動		・新入園児の健康状態の把握（成育歴、既往歴予防接種状況など） ・個人健康記録票の作成 ・清潔習慣を身につける ・環境安全面の点検整備	・事故防止に努める ・気温によって衣服の調節を促す ・環境安全面の点検整備 ・清潔習慣を身につける ・健診結果報告	・気温・湿度に応じた快適な環境をつくる ・子どもの体調の変化に注意する ・発汗に応じて、着替えさせる ・プールの準備をする ・環境安全面の点検整備
健康教育		・手洗い指導	・安全指導（交通教育・遊具の使い方）	・歯磨き指導
保護者対象		・個人面談 ・集団生活上の注意点の周知 ・予防接種の勧奨 ・規則正しい生活リズムの説明 ・子どもとのふれあい重視	・健診結果について ・ぎょう虫卵検査結果について ・園生活と家庭生活の生活リズムを整える	・むし歯保有者への治療勧奨と歯磨き指導 ・発汗に応じて、下着の交換のための準備協力 ・梅雨時の熱中症予防 ・下痢・発熱・嘔吐時の対応について指導 ・水いぼの治療勧奨
年齢別配慮	0歳児	・環境の変化に対するストレスを考慮 ・情緒の安定を図る	・体調の変化に注意し、早期に対応する ・手拭きの徹底	・体調の変化に注意し、早期に対応する ・手拭きの徹底
	1歳児	・進級児と新入園児の混成のため事故防止を心がける	・戸外での遊び ・紫外線やPM2.5に留意	・歯磨きの習慣をつける ・手洗いの指導
	2歳児	・一人ひとりの健康観察と規則正しい生活リズムを守る ・清潔習慣を身につける（手洗い・排泄指導）	・戸外での遊びや活動範囲が広くなるので事故に注意する ・紫外線やPM2.5に留意 ・手洗いの徹底	・歯磨きの習慣をつける ・歯磨き後の不十分なところをフォローする ・手洗いの習慣をつける
	3〜5歳児	・規則正しい生活リズムを守る ・清潔習慣を身につける（手洗い）	・戸外での遊びや活動範囲が広くなるので事故に注意する ・紫外線やPM2.5に留意 ・手洗いの徹底	・歯磨きの習慣をつけ、自分で磨くことができる ・手洗いの習慣をつける
職員対象		・職員自身の健康管理 ・新学期による児の把握を早めにする ・児の情緒に留意する ・事故防止を図る	・戸外で遊ぶ時には、紫外線やPM2.5などに留意する ・職員の健康診断 ・救命救急講習の受講 ・園児の発達状態や養育面などの情報を共有し、対策案について共有する	・園児の水分補給に留意する ・職員全体で安全・衛生管理を周知徹底する ・水遊び時の注意点を確認
地域支援		・園庭開放 ・入園式案内 ・育児相談	・園庭開放 ・育児相談 ・子育てサロン	・園庭開放 ・育児相談 ・子育てサロン

7月	8月	9月
夏の感染症を予防する	暑さに負けないで健康に過ごす	からだのしくみを知る
・身体計測 ・眼科検診	・身体計測 ・衛生検査	・内科健診 ・身体計測 ・避難訓練（防災訓練）
・プール前の健康チェックをする ・プールの水質や衛生に注意 ・プール使用時の事故防止に努める ・皮膚病の観察 ・環境安全面の点検整備	・プール前の健康チェックをする ・プールの水質や衛生に注意 ・プール使用時の事故防止に努める ・夏の疲れが出ないように努める ・環境安全面の点検整備 ・熱中症の予防に努める	・夏の疲れに配慮し、健康状態を把握する ・生活リズムの見直しをする ・環境安全面の点検整備 ・避難訓練と避難経路の見直し（保護者と合同）
・水遊びについて ・夏の健康生活について	・食べ物について	・災害時の身の守り方
・プール使用時 ・夏の感染症予防指導 ・水いぼ、とびひ、あせもの対処方法指導 ・水分補給について	・夏の疲れが出ないように休養をとる ・お盆の帰省など旅行時の注意 ・規則正しい生活リズム ・むし歯など、疾患の治療を進める ・熱中症予防について	・規則正しい生活リズム ・避難訓練（保護者との連携） ・災害時の連絡や送迎について ・救急法（CPR） ・健診結果報告
・体調の変化に注意し、早期に対応する ・あせもなどの皮膚病に注意	・体調の変化に注意し、早期に対応する ・手拭きの徹底	・体調の変化に注意し、早期に対応する ・発達チェック（デンバー式） ・手拭きの徹底
・水遊びでの事故防止 ・水いぼ、とびひなどの皮膚の感染症に注意	・水遊びでの事故防止 ・水いぼ、とびひなどの皮膚の感染症に注意	・体調の変化に注意し、早期に対応する ・発達チェック（デンバー式） ・手洗いの指導（泡石鹸）
・プール使用時の事故防止 ・体調不良を早期に発見する ・感染性の皮膚疾患に注意する	・プール使用時の事故防止 ・体調不良を早期に発見する ・感染性の皮膚疾患に注意する	・体調の変化に注意し、早期に対応する ・発達チェック（デンバー式） ・手洗いの指導（泡石鹸）
・プール使用時の事故防止 ・体調不良を早期に発見する ・体調不良を自分で申し出られるようにする ・感染性の皮膚疾患に注意する	・プール使用時の事故防止 ・体調不良を早期に発見する ・体調不良を自分で申し出られるようにする ・感染性の皮膚疾患に注意する	・毎日の健康に心がけ、不調の場合は申し出ることができる ・手洗いチェックで、正しい手洗いができるようになる ・情緒面に注意して、健康観察を行う
・プール使用時は職員間で役割分担と責任を明確にする ・環境面での見直し ・園児の発達面や養育面での問題など対応後の状況報告会	・自分自身の健康管理の見直しを（健診を受ける） ・園児たちの健康に関する情報の共有及び今までの振り返り（保健計画の見直しや今後の予定など）	・職員全体で、災害時の役割分担について、再チェックする ・園児たちの個々の発達状況に応じた支援となっているか再チェック
・園庭開放 ・育児相談 ・子育てサロン	・園庭開放 ・育児相談 ・子育てサロン	・園庭開放 ・育児相談 ・子育てサロン ・入園体験 ・災害時の対応（自治会・小学校等との連携）

(図表2続き)

		10月	11月	12月
目標		体力をつける 食べ物について知る	薄着に慣れる	冬の感染症を予防する 寒さに慣れる
保健行事		・体力測定 ・身体計測 ・視力検査	・身体計測 ・インフルエンザ予防接種 ・視力検査（要経過観察者）	・身体計測 ・衛生検査
保健活動		・身体能力に応じた体力をつける（持久力・バランス感覚） ・食事内容について把握する ・運動会時の救護活動を行う ・皮膚が乾燥している児のケアに注意する ・環境安全面の点検整備 ・ノロウィルス対策	・寒さに慣れるように、薄着を心がける ・インフルエンザの予防をする（手洗い・うがいの励行） ・鼻のかみ方の指導 ・皮膚が乾燥している児のケアに注意する ・湿度（50〜60％）と温度（22〜24℃）の確保 ・環境安全面の点検整備	・寒さに慣れるように、薄着を心がける ・インフルエンザの予防をする（手洗い・うがいの励行） ・鼻のかみ方の指導 ・皮膚が乾燥している児のケアに注意する ・湿度（50〜60％）と温度（22〜24℃）の確保 ・環境安全面の点検整備
健康教育		・つよい身体をつくろう	・インフルエンザの予防接種の勧め	・冬の感染症対策 ・手洗いとうがいのしかた
保護者対象		・子どものからだについて ・目を守ろう（ITと子どもの目） ・食事のバランスを考えよう ・親子で体を使った遊びをしよう ・これからの感染症について（インフルエンザ・ノロウィルス） ・手洗いチェックの勧め	・インフルエンザの予防接種の勧め ・感染症対策として、手洗い・うがいの励行指導 ・薄着指導 ・皮膚の保湿指導 ・家での食生活や睡眠指導	・体調不良時の休園について ・体調不良時のケア指導 ・部屋の湿度について ・年末・年始の過ごし方を指導 ・長期旅行時の注意 ・冬の感染症についての情報提供
年齢別配慮	0歳児	・体調の変化に注意し、早期に対応する ・園庭での遊びを進める ・薄着を勧める	・体調の変化に注意し、早期に対応する ・部屋の温度・湿度に注意 ・薄着を勧める	・体調の変化に注意し、早期に対応する ・室内の保湿・保温に留意する
	1歳児	・手洗い指導 ・体調の変化に注意し、早期に対応する ・行動範囲が広がるので、観察を重視する ・外での遊びを事故に注意しながら勧める	・体調の変化に注意し、早期に対応する ・行動範囲が広がるので、観察を重視する ・手洗いと鼻のかみ方指導 ・中耳炎を予防する	・体調の変化に注意し、早期に対応する ・部屋の換気・保湿に気をつける ・手の清潔に気をつける
	2歳児	・体調の変化に注意し、早期に対応する ・行動範囲が広がるので、観察を重視する ・外での遊びを心がける ・手洗いの徹底	・体調の変化に注意し、早期に対応する ・衛生面で、手洗いや鼻水のかみ方ができるよう指導する ・外での遊びを心がける ・薄着を勧める	・体調の変化に注意し、早期に対応する ・衛生面で、手洗いや鼻水のかみ方ができるよう指導する ・外での遊びを心がける ・薄着を勧める
	3〜5歳児	・運動会の練習時の事故・外傷に対応する ・運動会の練習による疲れに注意する ・IT機器の使用頻度を確認 ・体調の不調を自分の言葉で伝えることができる ・清潔の習慣づけ	・体調の変化に注意し、早期に対応する ・外での遊びを心がける ・薄着を勧める ・衛生面で、手洗いや鼻水のかみ方が正しくできているか指導する	・体調の変化に注意し、早期に対応する ・衛生面で、手洗いや鼻水のかみ方ができるよう指導する ・外での遊びを心がける ・薄着を勧める
職員対象		・応急処置ついて確認 ・職員のストレスチェック検査の実施 ・園児の体力測定結果から見えてくること ・外遊びを勧める	・体調管理に気をつける ・職員のインフルエンザ予防接種実施 ・ノロウィルスの対応の確認 ・気になる子どもたちの情報共有	・体調管理に気をつける ・職員の検診未受診者のチェック ・ストレスチェックの事後指導
地域支援		・園庭開放 ・育児相談 ・子育てサロン ・入園体験	・園庭開放 ・育児相談 ・子育てサロン ・入園体験	・園庭開放 ・育児相談 ・子育てサロン

1月	2月	3月
寒さに負けないで過ごす 生活リズムを整える	寒さに負けず元気に遊ぶ	進級に備えて、生活リズムを整える
・身体計測 ・歯科検診	・身体計測 ・衛生検査 ・マラソン大会	・身体計測 ・聴力検査
・年末・年始後の生活リズムを整える ・予防接種状況の確認 ・薄着指導を行う ・外遊びを勧める ・インフルエンザの予防をする（手洗い・うがいの励行） ・湿度（50〜60％）と温度（22〜24℃）の確保 ・環境安全面の点検整備	・寒い日も外で遊ぶ ・遊び指導（竹馬・鬼ごっこ・マラソンなど） ・インフルエンザの予防をする（手洗い・うがいの励行） ・薄着指導と汗をかいたら着替え ・湿度（50〜60％）と温度（22〜24℃）の確保 ・環境安全面の点検整備	・新入園児の面接を行う ・年間保健統計の評価（クラスごと・園全体） ・来年度の保健年間計画を立てる ・園児個人の健康カードの整理と進級する担任への申し送りを行う ・5歳児は入学に向けての生活リズムの確認 ・衛生的行動が身についているか確認 ・環境安全面の点検整備
・寒さに負けないからだ ・防寒対策と暖房の使い方	・マラソンについて ・身体のぐあいが悪い時は	・耳のおはなし
・年末・年始後の生活リズムを整える ・感染症にかかったときの過ごし方指導 ・園を休むべきか、登園できるかの判断について指導	・冬の感染症についての情報提供 ・視力・内科・歯科での要治療者の最終確認 ・冬の皮膚のケアについて ・食事の好き嫌いについて指導 ・竹馬づくりの協力依頼 ・縄跳びやマラソンへの取り組みについて	・進級・卒園に向けて子どもの不安などに注意 ・予防接種の勧めと確認 ・体力づくりの結果について ・家での生活リズムについて ・子どもの成長についての振り返りを保護者とともに行う ・聴力検査の結果報告
・体調の変化に注意し、早期に対応する ・室内の保湿・保温に留意する	・体調の変化に注意し、早期に対応する ・室内の保湿・保温に留意する	・体調の変化に注意し、早期に対応する ・部屋の換気・保湿に気をつける ・手洗いの徹底を図る
・体調の変化に注意し、早期に対応する ・部屋の換気・保湿に気をつける ・手洗いの練習を始める	・体調の変化に注意し、早期に対応する ・部屋の換気・保湿に気をつける ・手洗いの習慣をつける	・体調の変化に注意し、早期に対応する ・部屋の換気・保湿に気をつける ・手洗いの徹底を図る ・進級に向けて、衛生的な行動がとれるように支援する（排泄・身だしなみ・更衣・手洗いなど）
・体調の変化に注意し、早期に対応する ・部屋の換気・保湿に気をつける ・手洗いの徹底を図る ・外遊びを勧める ・薄着を勧める	・体調の変化に注意し、早期に対応する ・部屋の換気・保湿に気をつける ・手洗いの徹底を図る ・外遊びを勧める ・薄着を勧める	・体調の変化に注意し、早期に対応する ・部屋の換気・保湿に気をつける ・手洗いの徹底を図る ・進級に向けて、衛生的な行動がとれるように支援する（排泄・身だしなみ・更衣・手洗いなど）
・規則正しい生活リズム ・外で元気にからだを動かす遊びをする ・外出後の手洗い・うがいを自発的に行えるようにする ・薄着を勧める ・体調の不調を知らせることができる	・体調の変化に注意し、早期に対応する ・マラソンの練習や竹馬など身体を使って遊ぶ ・薄着を勧める ・自分の衛生管理が行えるよう支援する ・体調不良の友達への気遣いができる	・体調の変化に注意し、早期に対応する ・部屋の換気・保湿に気をつける ・手洗いの徹底を図る ・進級に向けて、衛生的な行動がとれるように支援する（排泄・身だしなみ・更衣・手洗いなど）
・体調管理に気をつける ・子どもたちの年末・年始の過ごし方について情報を共有する ・生活リズムが整うように援助する	・マラソン大会時の応急処置の対応 ・体力とは（持久力・柔軟性・バランス）を伸ばす方法について）研修 ・戸外で楽しめる遊びを考える ・個人の能力に応じた運動ができるような遊びを考える	・来年度の新入園児保護者との面談と確認すべき事項 ・来年度の新入園児・進級児の情報整理と職員間での申し送り ・今年度の評価をクラスごと・園全体で行う ・来年度目標を定め、計画を練る
・園庭開放 ・育児相談 ・子育てサロン	・園庭開放 ・育児相談 ・子育てサロン ・マラソン大会の応援	・園庭開放 ・育児相談 ・子育てサロン

（筆者作成）

対応できるようにしておく。一月ごとに職員全員で振り返り、今後の予定の確認など、効果的に進めていく。

図表2に、保健計画例を示した。

第2節 保健活動記録

　記録には、①子どもの成長・発達上の経過を見る健康記録（個人票）と、②園の保健活動実施の記録とがある。その種類を挙げると、以下のようになる。

①子どもの成長・発達上の経過を見る健康記録（個人票）
・成育歴、既往歴、予防接種歴、食物アレルギーの有無、体調の傾向
・内科健診、歯科検診、耳鼻科・眼科などの健康診査の結果
・身体計測結果
・欠席日数、疾患やけがに関する記録
・発達状況記録
・毎日の活動記録

②園の保健活動実施の記録
・毎日の欠席人数とその内訳（特に疾患を明確に）
・感染症の内訳（年間・月別・週別・日別・クラス別）
・与薬件数の内訳（年間・月別・週別・日別）
・保健室利用状況
・保健指導の実施記録（保健だより、保護者）
・衛生管理記録

　個人票は、園児の成長記録であり、事故などが発生したときの参考資料ともなるので、要点を絞って分かりやすく記録しておくことが求められる。また、個人情報保護にも十分配慮する必要がある。

　保育者が実施した保健活動の記録は、活動を振り返る評価につなげて

いくものであるので、大きな活動ごとに振り返る機会を設けることが望ましい。保健指導や地域への支援事業はどのようなことを実施したか、実施した結果や参加者の意見など、得られた情報を記録する。

第3節 自己評価

　自己評価について、保育所では、保育所保育指針の「第4章　保育の計画及び評価」に明記されている。保育士等による自己評価と、園としての自己評価がある。保育士等の自己評価は、「保育の計画や保育の記録を通して、自らの保育実践を振り返り、自己評価することを通して、その専門性の向上や保育実践の改善に努めなければならない」とされている。保育所の自己評価は、「保育の質の向上を図るため、保育の計画の展開や保育士等の自己評価を踏まえ、当該保育所の保育の内容等について、自ら評価を行い、その結果を公表するよう努めなければならない」としている。

　幼稚園では、学校教育法施行規則の幼稚園設置基準の第2条の2にお

図表3　PDCAサイクル

計画（Plan）	改善（Action）
・目標を定める　園の理念・目指す子ども像 ・年間計画 ・月間計画を立て教育課程・保育課程の中に組み込む	・評価の結果を基に目標の再検討や再確認をする ・改善点があれば、次期の計画に反映する

実践（Do）	評価（Check）
・計画に沿って役割分担し、実施する ・園児個人への支援 ・保健活動の実行	保育者および園全体の自己評価と第三者による評価 ・目標の達成度 ・園児の発達や変容 ・保護者の反応 ・実施したことを振り返る

（筆者作成）

いて明記されている。具体的な評価方法は、「保育所における自己評価ガイドライン」や「幼稚園における学校評価ガイドライン」に示されている。

　保健活動は、計画（Plan）に基づき実践し（Do）、その実践を評価し（Check）、改善（Action）していくというPDCAサイクルの循環が、よりよい質の向上につながっていく（図表３）。したがって、評価で完結するものではなく、継続していくことが重要である。さらに客観的な評価を得るために、外部の専門家が行う第三者評価が行われている。これらの評価結果を公表し、さまざまな人の意見を取り入れながら、保育の計画や改善に取り組むことが望まれ、そのことによって保護者や地域社会からの理解が得られ、信頼関係が構築されていく。

　PDCAサイクルを活用することによって、エビデンス（根拠）に基づいた、より効果的な保健活動が実践できると考えられる。

【演習課題】
1．あなたが考える「健康な子ども像」や「子ども観」を文章で表現してみよう。
2．保育者として現在の子どもの健康に関する状況について調べてみよう。

【引用・参考文献】

厚生労働省「保育所における自己評価ガイドライン」2009年

全国保育園保健師看護師連絡会『保育現場のための乳幼児保健年間計画実例集』2011年

竹内義博・大矢紀昭編『よくわかる子どもの保健〔第３版〕』ミネルヴァ書房、2015年

東社協保育士会保健部会編『今日から役立つ保育園の保健のしごと』赤ちゃんとママ社、2014年

文部科学省「幼稚園における自己評価ガイドライン」2008年

第2章

個別対応

西山　里利

第1節　園における保健に係る個別対応

　保育者は、乳幼児の健やかな成長・発達を支援するために、必要な生活支援、具体的な援助方法や健康づくりについて考え、一人ひとりの特性を踏まえて関わることが重要である。
　個々の子どもの特性を踏まえ、保育者、看護師、栄養士、地域の保健師や医師等が連携して、子どもと保護者の支援を行う。具体的には、発育・発達および心身の健康状態についての観察と評価を行い、状態や状況に沿った援助を計画的に行う必要がある。

1．発育・発達状況の観察と評価

　一人ひとりの子どもの発育・発達が月年齢相応であるかを観察・評価し、適切な時期に必要な援助を行うことが重要である。

（1）発育

　発育評価には、カウプ指数〔＝体重(g)／身長$(cm)^2$×10〕、乳幼児身体発育曲線、幼児の身長体重曲線、肥満度〔＝（実測体重－標準体重）／標準体重×100％〕等がある。
　カウプ指数は、判定表（**図表1**）上、身長・体重による算出値が月年齢のどの位置（やせすぎ・やせぎみ・普通・太りぎみ・太りすぎ）に相当するかを判定する。発育状況や栄養状態を知ることができる。やせすぎや太りすぎの場合は、基礎疾患の有無、ミルク摂取量・食事摂取量、食欲、遊び等の運動や活動量、家庭での養育環境等の情報から原因となる問題を抽出し、援助に生かしていく。
　乳幼児身体発育曲線（24ページ**図表3〜6**）は、厚生労働省から10年に1度更新される。3、10、25、50、75、90、97パーセンタイル値のグ

図表1　カウプ指数による発育状況の判定

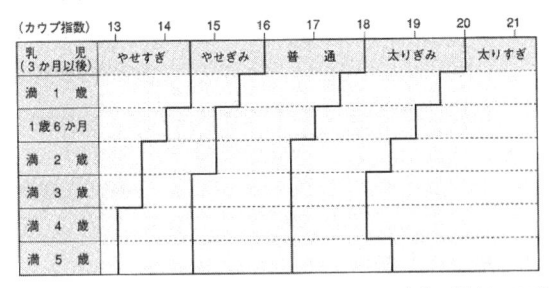

出典：[今村、1990]

図表2　幼児の身長体重曲線

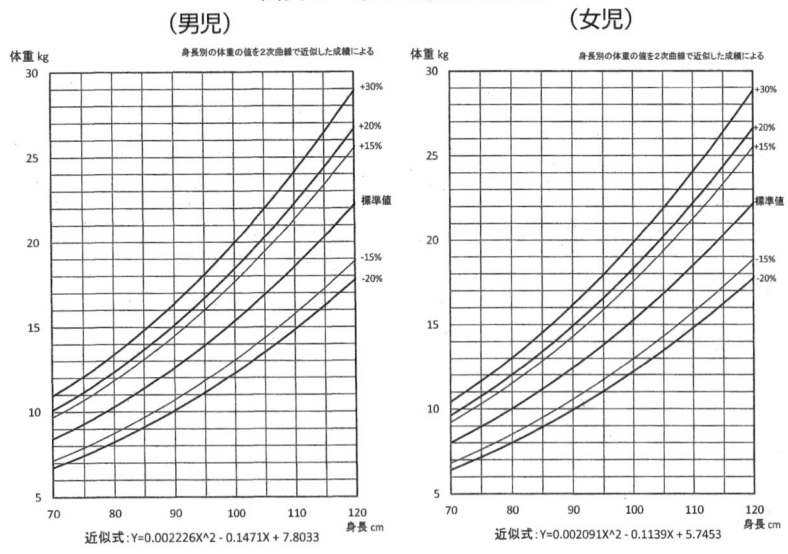

（男児）　近似式：Y=0.002226X^2 - 0.1471X + 7.8033

（女児）　近似式：Y=0.002091X^2 - 0.1139X + 5.7453

出典：[厚生労働省、2011] pp.72-73

ラフが示されており、身長、体重、頭囲、胸囲の計測値を月年齢と交差する箇所にプロットし、線で結ぶ。3パーセンタイル値未満もしくは97パーセンタイル値以上、身長の伸びの停止や体重減少等が見られる場合は、健康状態の経過観察および養育環境の情報収集を行い、異常の早期発見と早期の支援に努める。

　幼児の身長体重曲線（**図表2**）は、身長と体重の交差する箇所にプロッ

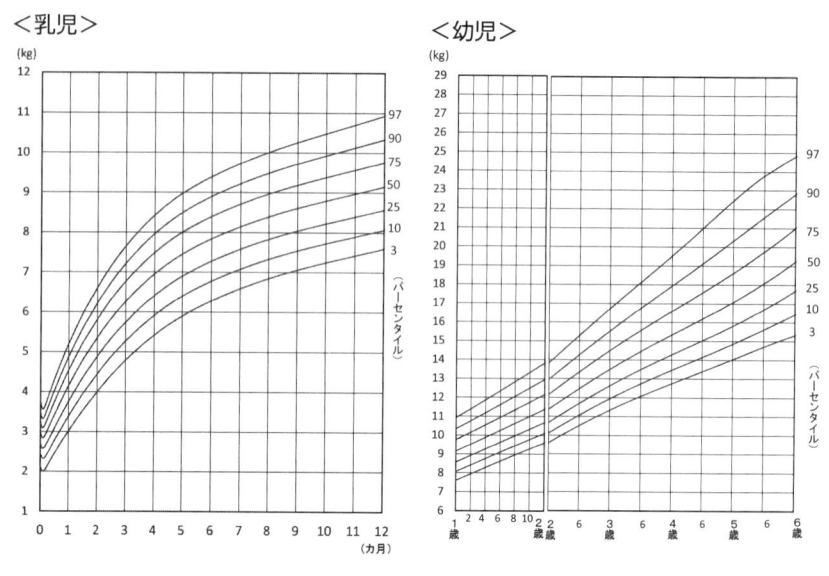

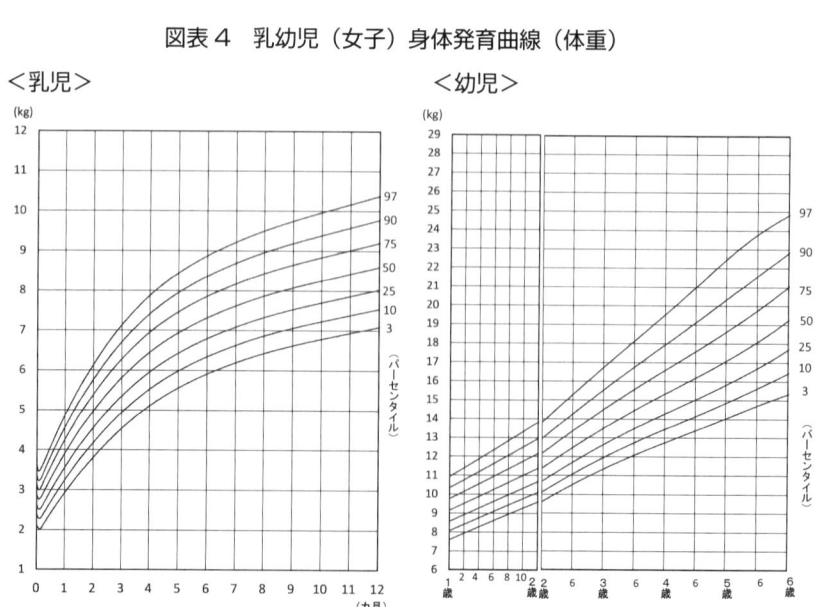

図表3　乳幼児（男子）身体発育曲線（体重）

図表4　乳幼児（女子）身体発育曲線（体重）

図表5 乳幼児（男子）身体発育曲線（身長）

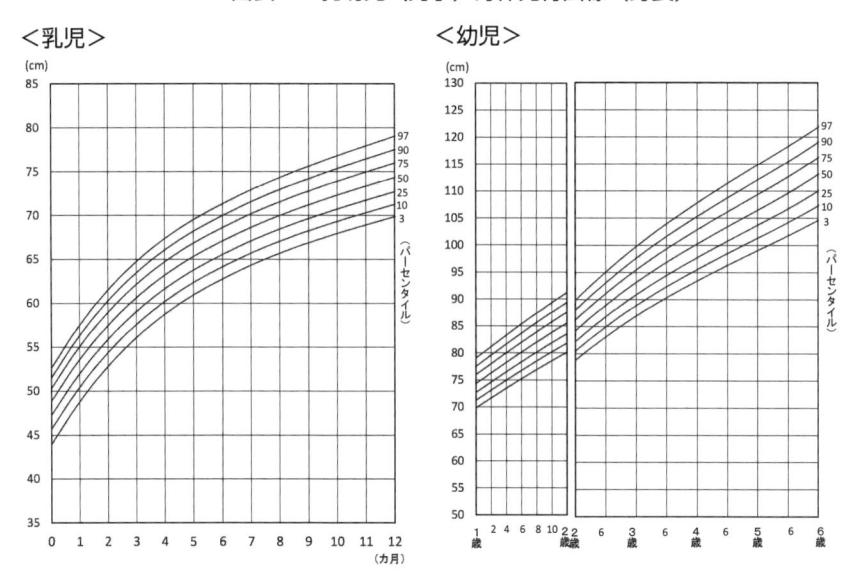

図表6 乳幼児（女子）身体発育曲線（身長）

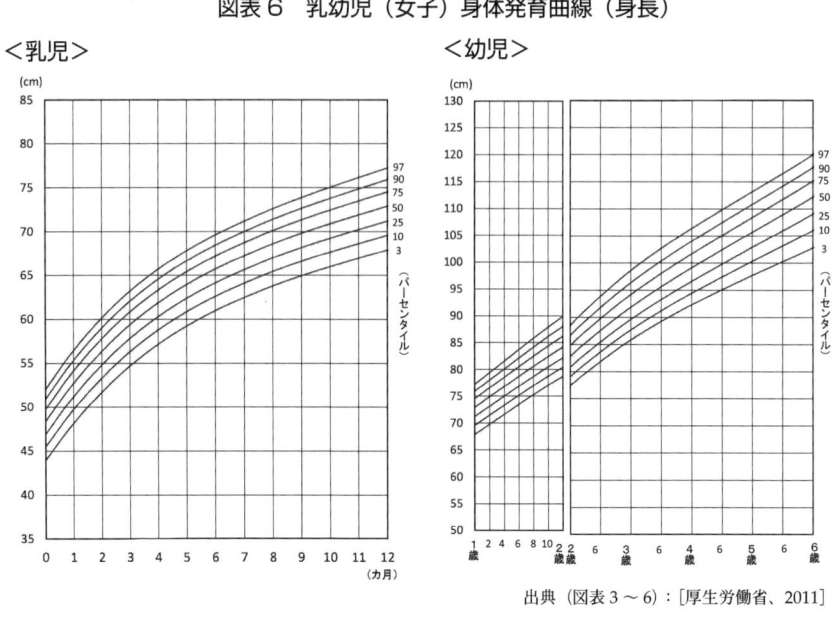

出典（図表3～6）：［厚生労働省、2011］

第2章●個別対応

図表7　身体の計測方法

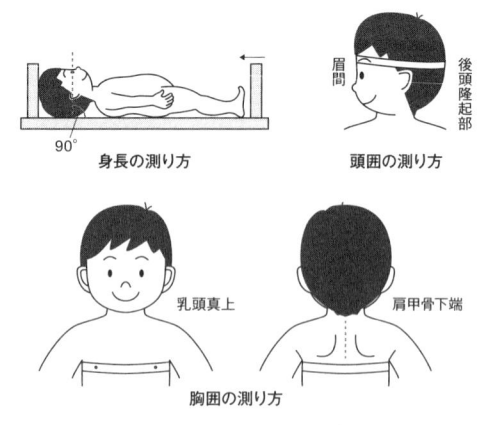

出典：［巷野、2013］p12 を基に作成

トして線で結ぶ。標準値に比べて、－20％未満＝やせすぎ、－15％以上 +15％未満＝普通、+15％以上 +20％未満＝太りぎみ、+20％以上 +30％未満＝やや太りすぎ、+30％以上＝太りすぎと判定される。

　肥満度は、性別・年齢別・身長別の標準体重比を算出して判定する。主に学童期以降に用いられるが、幼児の判定にも使用可能である。肥満度が20％以上30％未満は軽度、30％以上50％未満は中等度、50％以上は高度の肥満となる。

　なお、身長、体重、頭囲、胸囲の計測値は、安全で正確な値が得られるように、子どもの月年齢に応じた環境調整を行い、実施する（図表7）。園では月に1回計測を行う。

【演習課題1】
1．自己の母子健康手帳から、乳幼児期の身長・体重の計測値を確認しましょう。
2．身長・体重の計測値を用いて、カウプ指数の算出と判定、乳幼児身体発育曲線、幼児の身長体重曲線を描きましょう。
3．2をもとに発育を評価し、保育上必要な援助や保護者への指導内容を考えましょう。

(2) 発達

運動機能、認知思考、言語、情緒、愛着、社会性等の発達について、月年齢相応の発達が見られるか観察し、評価する。その結果から、経過観察、専門家の介入、早期支援等に生かす。発達の評価法では、デンバー式発達判定法、遠城寺式乳幼児分析的発達検査法、新版K式発達検査法、津守式幼児精神発達診断法などがある（**図表8**）。

これらの判定には、子どもの暦年月齢を算出して実施する。暦年月齢の計算は、1カ月を30日、1年を12カ月として、記録日または判定日から生年月日を引いて算出する。

デンバー式発達判定法は、個人－社会、微細運動－適応、言語、粗大運動の4領域について判定し、発達状況をスクリーニングする方法である。判定用具（**図表9**）を使い、125項目中、記録表（**図表11**）に引いた年月齢線にかかる項目、その項目より左にある項目のうち、少な

図表8　発達検査によく用いられる検査

テスト名	直接/間接	年齢	特徴	出版社
津守・稲毛式乳幼児精神発達質問用紙	間接	0～4歳8か月	日常生活の行動を、運動、社会性、探索・操作、社会性、食事・生活習慣、言語の各分野ごとに評価する。乳児、1～3歳、4～7歳の3種類ある。	大日本図書
新版K式発達検査	間接	0～10歳	精神発達を中心に、さまざまな側面にわたって発達の進み具合やバランスの崩れなどを調べ、療育に役立てる。	京都国際社会福祉センター
DENVER Ⅱ －デンバー発達判定法－	直接	0～6歳	ハイリスクの子どもや発達に異常がありそうな子ども、また、外見上異常のないように見えるものの中から発達遅滞のある可能性の高いものを見出す。1段階スクリーニングと予備判定票を用いる2段階法がある。	日本小児保健協会編集・日本小児医事出版社
田中ビネー式知能検査Ⅴ	直接	2歳～成人	2～13歳までは知能指数(IQ)、精神年齢(MA)を算出。14歳以上では偏差知能指数(DIQ)を算出する。	田研出版
WISC Ⅲ知能検査	直接	5～16歳11か月	児童・生徒の知能について、言語性IQ、動作性IQを算出する	日本文化科学社
K-ABC心理・教育アセスメントバッテリー	直接	2～12歳11か月	子どもの知的活動を、認知処理過程と認知・技能の習得度の両面から詳しく分析し、学習・教育に役立てる	日本文化科学社

出典：[白木・高田、2014] p28

図表9　DENVER Ⅱ判定用具

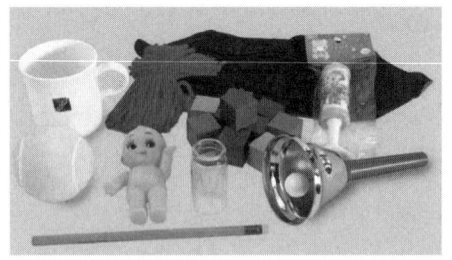

出典：保健福祉ネットワーク公式ホームページ

図表10　遠城寺式乳幼児分析的発達検査法の検査用具

ボール　ガラガラ　ハンカチ　おもちゃの太鼓　広口のビン　おもちゃの自動車　クレヨン　白い紙2枚　色紙4枚　コップ　積み木　はさみ　鏡　絵3枚　鉛筆またはボールペン　ボタンをはめる用のボタンと布　大きい○と小さい○を並べて描いたカード　長い棒と短い棒　本・鉛筆・時計・いす・電灯を描いた絵　碁石

くとも3つの通過率を見る。合格はP、不合格はF、したことがないはNO、拒否はRとして該当項目に記録する。各項目の結果は、正常、疑い、判定不能と判定される。

　遠城寺式幼児分析的発達検査法は、運動（移動運動・手の運動）、社会性（基本的習慣・対人関係）、言語（発語・言語理解）の3領域6項目を20種の検査用具（**図表10**）と検査表（**図表12**）を用いて判定する。合格は○、不合格は×をつけ、×が3つ続けば○がついている6項目の線上にプロットする。線で結んだ発達のグラフが直線か、項目間に差があり下回っている項目がないか、を評価する。

```
【演習課題2】
1．3人一組となり、発達検査の子ども役、母親役、判定者役を決めましょう。
2．子どもの生年月日を設定し、記録日から暦年月齢を算出しましょう。
3．DENVERⅡでは、判定用具とDENVERⅡ記録票を使用して、役になりきって判定の練習をしましょう。
4．遠城寺式乳幼児分析的発達検査法では、検査用具と検査表を使用して、役になりきって判定の練習をしましょう。
```

図表11　DENVER Ⅱ記録表

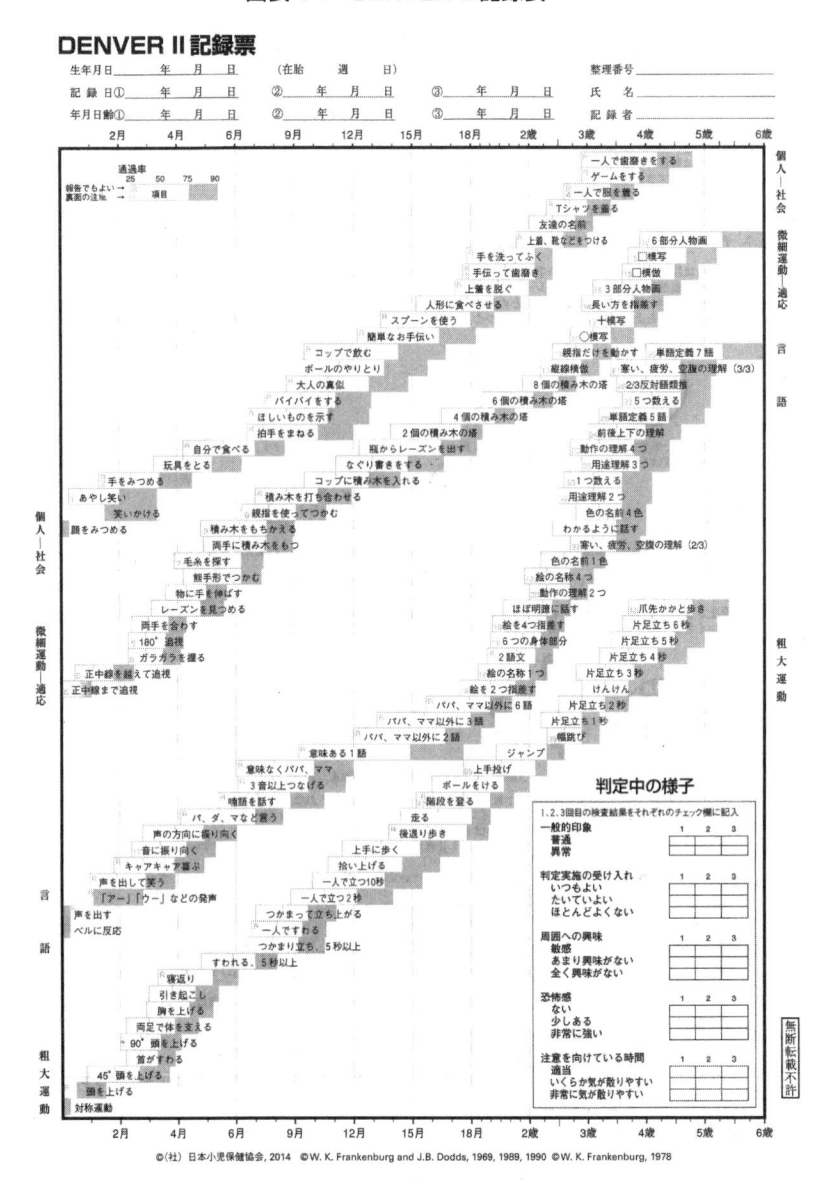

出典：[日本小児保健協会、2014]

図表12　遠城寺式乳幼児分析的発達検査表

遠城寺式・乳幼児分析的発達検査表　（九大小児科改訂版）

氏名		男	外来番号		検査年月日	1.　年　月　日	3.　年　月　日
		女	外来番号			2.　年　月　日	4.　年　月　日
生年月日	年　月　日生	診断					

暦年齢（年：月）	移動運動	手の運動	基本的習慣	対人関係	発語	言語理解
4：8	スキップができる	紙飛行機を自分で折る	ひとりで着衣ができる	砂場で二人以上で協力して一つの山を作る	文章の復唱（2/3）（子供が二人ブランコに乗っています。山の上に大きな月が出ました。きのうお母さんと買物に行きました。）	左右がわかる
4：4	ブランコに立ちのりしてこぐ	はずむボールをつかむ	信号を見て正しく道路をわたる	ジャンケンで勝負をきめる	四数詞の復唱（2/3）5-2-4-9　6-8-3-5　7-3-2-8	数の概念がわかる（5まで）
4：0	片足で数歩とぶ	紙を直線にそって切る	入浴時、ある程度自分で体を洗う	母親にことわって友達の家に遊びに行く	両親の姓名、住所を言う	用途による物の指示（5/5）（本、鉛筆、時計、いす、電燈。）
3：8	幅とび（両足をそろえて前にとぶ）	十字をかく	鼻をかむ	友達と順番にものを使う（ブランコなど）	文章の復唱（2/3）（きれいな花が咲いています。飛行機は空を飛びます。じょうずに歌をうたいます。）	数の概念がわかる（3まで）
3：4	でんぐりがえしをする	ボタンをはめる	顔をひとりで洗う	「こうしていい？」と許可を求める	同年齢の子供と会話ができる	高い、低いがわかる
3：0	片足で2～3秒立つ	はさみを使って紙を切る	上着を自分で脱ぐ	ままごとで役を演じることができる	二語文の復唱（2/3）（小さな人形、赤いふうせん、おいしいお菓子。）	赤、青、黄、緑がわかる（4/4）
2：9	立ったままでくるっとまわる	まねて○をかく	靴をひとりではく	年下の子供の世話をやきたがる	二数詞の復唱（2/3）5-8　6-2　3-9	長い、短いがわかる
2：6	足を交互に出して階段をあがる	まねて直線を引く	こぼさないでひとりで食べる	友達とけんかをすると言いつけにくる	自分の姓名を言う	大きい、小さいがわかる
2：3	両足でぴょんぴょん跳ぶ	鉄棒などに両手でぶらさがる	ひとりでパンツを脱ぐ	電話ごっこをする	「きれいね」「おいしいね」などの表現ができる	鼻、髪、歯、舌、へそ、爪を指示する（4/6）
2：0	ボールを前にける	積木を横に二つ以上ならべる	排尿を予告する	親から離れて遊ぶ	二語文を話す（「わんわんきた」など）	「もうひとつ」「もうすこし」がわかる
1：9	ひとりで一段ごとに足をそろえながら階段をあがる	鉛筆でぐるぐるまるをかく	ストローで飲む	友達と手をつなぐ	絵本を見て三つのものの名前を言う	目、口、耳、手、足、腹を指示する（4/6）
1：6	走る	コップからコップへ水をうつす	パンツをはかせるとき両足をひろげる	困難なことに出会うと助けを求める	絵本を見て一つのものの名前を言う	絵本を読んでもらいたがる
1：4	靴をはいて歩く	積木を二つ重ねる	自分の口もとをひとりでふこうとする	簡単な手伝いをする	3語言える	簡単な命令を実行する（「新聞を持っていらっしゃい」など。）
1：2	2－3歩あるく	コップの中の小粒をとり出そうとする	お菓子のつつみ紙をとって食べる	ほめられると同じ動作をくり返す	2語言える	要求を理解する（3/3）（おいで、ちょうだい、ねんね）
1：0	座った位置から立ちあがる	なぐり書きをする	さじで食べようとする	父や母の後追いをする	ことばを1～2語、正しくまねる	要求を理解する（1/3）（おいで、ちょうだい、ねんね）
0：11	つたい歩きをする	おもちゃの車を手で走らせる	コップを自分で持って飲む	人見知りをする	音声をまねようとする	「バイバイ」や「さようなら」のことばに反応する
0：10	つかまって立ちあがる	びんのふたを、あけたりしめたりする	泣かずに欲求を示す	身ぶりをまねする（オツムテンテンなど）	さかんにおしゃべりをする（喃語）	「いけません」と言うと、ちょっと手をひっこめる
0：9	ものにつかまって立っている	おもちゃのたいこをたたく	コップなどを両手で口に持っていく	おもちゃをとられると不快を示す	タ、ダ、チャなどの音声が出る	
0：8	ひとりで座って遊ぶ	親指と人さし指でつかもうとする	顔をふこうとするといやがる	鏡を見て笑いかけたり話しかけたりする	マ、バ、パなどの音声が出る	
0：7	腹ばいで体をまわす	おもちゃを一方の手から他方に持ちかえる	コップから飲む	親しみと怒った顔がわかる	おもちゃなどに向って声を出す	親の話し方で感情をききわける（禁止など）
0：6	寝がえりをする	手を出してものをつかむ	ビスケットなどを自分で食べる	鏡に映った自分の顔に反応する	人に向って声を出す	
0：5	横向きに寝かせると寝がえりをする	ガラガラを振る	おもちゃを見ると動きが活発になる	人を見ると笑いかける	キャーキャーいう	母の声と他の人の声をききわける
0：4	首がすわる	おもちゃをつかんでいる	さじから飲むことができる	あやされると声を出して笑う	声を出して笑う	
0：3	あおむけにして体をおこしたとき頭を保つ	頬にふれたものを取ろうとして手を動かす	顔に布をかけられて不快を示す	人の声がする方に向く	泣かずに声を出す（アー、ウァ、など）	人の声でしずまる
0：2	腹ばいで頭をちょっとあげる	手を口に持っていってしゃぶる	満腹になると乳首を舌でおし出したり顔をそむけたりする	人の顔をじいっと見つめる	いろいろな泣き声を出す	
0：1	あおむけでときどき左右に首の向きをかえる	手にふれたものをつかむ	空腹時に抱くと顔を乳の方に向けてほしがる	泣いているとき抱きあげるとしずまる	元気な声で泣く	大きな音に反応する
0：0						
（年：月）	移動運動	手の運動	基本的習慣	対人関係	発語	言語理解
暦年齢／移動運動／手の運動／基本的習慣／対人関係／発語／言語理解	運動		社会性		言語	

　発行元 〒108-8346 東京都港区三田2丁目19-30 慶應義塾大学出版会

出典：[遠城寺、1960]

2．健康状態の観察と評価

まずは、機嫌、活気、啼泣を観察する。登園時にヘルスチェックを行うとともに、保護者から登園までの状態を確認する。保育中や降園時まで、常に健康状態を観察する。状態に応じて、体温、呼吸、脈拍の測定や他の状態観察を行い、異常の早期発見に努める。体調不良となった場合は、保護者への連絡、受診の勧め等、状態に応じた対応を迅速に行う。

呼吸や脈拍は活動によって数が増し、体温も上昇する。そのため、体温、呼吸、脈拍の測定は、臥床（仰向け）または座位による安静時に実施する。

(1) 体温

乳幼児は、新陳代謝が著しく産生熱が多いため、平熱が成人よりも高い（**図表13**）。成人に比べて体重当たりの体表面積が大きいこと、筋肉や皮下脂肪が薄いこと、体温中枢が未発達であることから、環境温の影響を受けやすい。低体温やうつ熱とならないように、活動量や時間帯、環境温、衣類等を踏まえて体温調節を行う。また、体温は日内変動があり、午後から夕方が最も高く、深夜から早朝が最も低いことを考慮する。

測定方法は、乳幼児の場合、脇の下（腋窩）、首（頸部）で行うとよい。脇の下で測定する場合（**図表14**）は、腋窩の深い位置に体温計の先端が

図表13　体温の正常値

年齢	体温(℃)
3カ月	37.5
1歳	37.7
3歳	37.2
5歳	37.0
7歳	36.8
9歳	36.7
13歳	36.6

出典：[奈良間、2003] p179

図表14　体温の測定方法

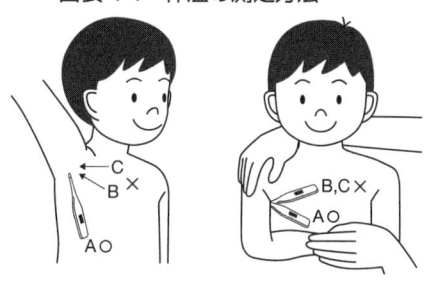

出典：[巷野、2013] p178を基に作成

図表15　呼吸の正常値

	呼吸数（回/分）
新生児	40～50
乳児	30～40
幼児2～3歳	25～30
幼児4～6歳	20～25
学童	18～20
成人	16～18

出典：［奈良間、2003］p174

図表16　脈拍の正常値

	脈拍数（回/分）
新生児	120～160
乳児	120～140
幼児	90～120
学童	80～90

出典：［巷野、2013］p176

図表17　脈拍が触れる部位

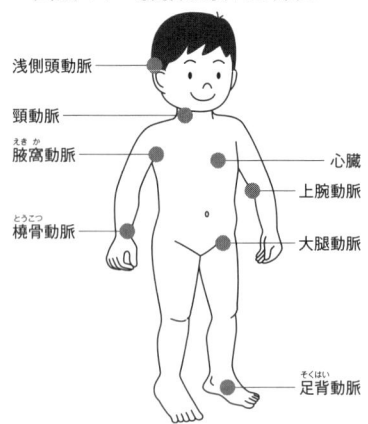

出典：［榊原、2012］p39を基に作成

くるように斜め下から約45℃の角度で挟む。お座りができる子どもは膝の上に座らせ、体温計を挟んでいる方の腕を軽く押さえて測るとよい。

(2) 呼吸

　乳児の肋骨は水平方向に走っており、胸郭は樽状である。胸郭を拡大することができないため、横隔膜に委ねられた腹式呼吸を行っている。肋骨が斜め下方向に走り胸郭が発達してくると、胸郭を拡大できるため胸式呼吸となる。呼吸数は、年齢が低いほど多い（**図表15**）。哺乳期の乳児は、喉頭が高い位置にあり、鼻呼吸を行っている。口呼吸は困難であるため、鼻腔の閉塞に注意する。

　測定方法は、胸郭から腹部にかけての上下移動の観察もしくは軽く手を添えて動きを触知して1分間測定する。

(3) 脈拍

　脈拍数は、年齢が低いほど多い（**図表16**）。測定は1分間行う。計測部位は、成人では主に橈骨動脈で行うが、乳幼児で触知しにくい場合は、頸動脈や上腕動脈で行う（**図表17**）。

┌───┐
│【演習課題３】 体温、呼吸、脈拍の計測について、月年齢に応じた具体的 │
│な介助方法をグループで話し合いましょう。   │
└───┘

３．健康診断

入所時ならびに少なくとも１年に２回、必要に応じて臨時の健康診断を行うことが児童福祉施設の設備及び運営に関する基準第12条に定められている。診断結果は、嘱託医、歯科医師、看護師、保健師と連携して、子どもと保護者の支援に生かしていく。

第2節 発達的特性を踏まえた健康の保持・増進

保育所保育指針には、養護と教育に関わるねらい及び内容として、生

図表18　発達上特に配慮したいこと

おおむね６カ月未満	おおむね６カ月から１歳３カ月未満	おおむね１歳３カ月から２歳未満	おおむね２歳
・先天性疾患の発現 ・低出生体重児への配慮 ・SIDSチェック ・腸重積症 ・産休明け保育 ・母子手帳の活用 ・スキンケア	・中耳炎 ・熱性けいれん ・停留精巣 ・MRなどの予防接種 ・公的補助の健康診断活用 ・食物アレルギー ・誤飲	・虫歯予防 ・クループ ・肘内障・鎖骨骨折 ・スキンケア ・言葉が言えないためのひっかきやかみつき ・歩行に適した靴	・オムツからパンツへの移行 ・運動量と成長の不調和によるけが ・気になる行動 ・視線が合わない ・こだわり ・集団遊びに参加しない
おおむね３歳	おおむね４歳	おおむね５歳	おおむね６歳
・喘息 ・急性喉頭蓋炎 ・３歳健診・視力検査 ・軽度発達障害	・精神面での不安定感 ・大切な身体・我慢の脳を知る保健指導	・就学に向けて個々の体質チェックと対応 ・虫歯治療 ・他人の大切な身体に気づく ・軽度発達障害児の保護者支援	・基本的生活習慣と衛生習慣の獲得 ・生活リズム ・自立と自律 ・就学支援シート

出典：[並木、2013] pp.7-10を基に筆者作成

命の保持、情緒の安定、健康について示されている。保育者は、発育・発達の状況、健康状態を踏まえ、個別性を踏まえた援助が求められる。

　成長・発達の過程では、特定の時期に特に求められる援助（**図表18**）を示した。内容は、どの時期にどのような疾患の発症や事故発生の可能性があるか、成長に伴う基本的生活習慣の獲得に向けた具体的な援助、発達障害に関する診断と支援の時期等である。保育者は、発達上特に配慮したいことを踏まえ、子どもの発育・発達を予測し、適切な時期に適切な援助ができるよう、継続的・定期的に観察・評価をしていく必要がある。

【引用・参考文献】
　今村榮一『育児栄養学』1990年
　遠城寺宗徳『遠城寺式乳幼児分析的発達検査法』慶応義塾大学出版会、1960年
　厚生労働省『保育所保育指針解説書』フレーベル館、2008年
　厚生労働省「平成22年乳幼児身体発育調査報告書」2011年
　巷野悟郎『最新保育保健の基礎知識〔第8版改訂〕』日本小児医事出版社、2013年
　榊原洋一『これならわかる！子どもの保健演習ノート―子育てパートナーが知っておきたいこと』診断と治療社、2012年
　白木和夫・高田哲『ナースとコメディカルのための小児科学』日本小児医事出版社、2014年
　並木由美江『保育現場のための乳幼児保健年間計画実例集』一般社団法人全国保育園保健師看護師連絡会、2013年
　奈良間美保『系統看護学講座専門22　小児看護学1』医学書院、2003年
　健康福祉ネットワーク公式ホームページ http://www.hw-net.com/shop/image_view.html?image:007001000007

第3章

集団の健康・安全・衛生管理

弓場　紀子

第1節 集団生活が健康にもたらす影響

1. 保育所という生活環境

　保育所は、児童福祉法第39条の規定に基づき、保育を必要とする子どもの保育を行い、その健全な心身の発達を図ることを目的とする児童福祉施設である。つまり、子ども個々に違う子どもの発達過程や意欲を踏まえ、子ども自らが生活していく力を細やかに助ける生活援助の知識・技術について支援が行われる場所である。子どもは置かれた環境の中で成長・発達する。その環境は個人差のある子どもが集団で生活している集団保育の場である。

　また保育所は、子どもが生涯にわたる人間形成にとって極めて重要な時期に、その生活時間の大半を過ごす場である。つまり、保育士は子どもたちが保育所という集団生活の場で健康・安全・衛生管理などの生活に必要な基本的な習慣や態度を養い、心身の健康の基礎を培うことを忘れてはいけないのである。

　保育所は、子どもたちの一生で身体機能が最も成長・発達する時期に集団で過ごす環境である。たとえ個人は風邪をひいていなくても、同じクラスの子どもが風邪をひいているという感染しやすい環境下で生活しているということも忘れてはならない。特に、ロタウイルスなどの感染性胃腸炎などは糞口感染であり、排泄物の取り扱いを確実に行わないと、保育士の手や子どもの手からおもちゃなどを媒介し、なめるなどの行為で容易に集団感染する。子どもたちは感染を予防する行動も、保育士の日常の関わりを通して習慣化していく過程にあり、保育士は保育所内外で正しく衛生管理をしていかなければならない。

2．集団で生活するデメリット・メリット

　個人で遊んでいれば起こらない事故も、集団生活の場では、身体機能が未熟なうえに知的好奇心が豊富な子どもは、個々に興味・関心の赴くままに動くことで、お互いが接触すると事故を招くという危険予知が十分にできないことから、打撲や転倒などの事故を引き起こす可能性が大きい。

　乳幼児期にある子どもは、集団生活の場で感染を起こしたり事故を発生したりすると、体調になんらかの変化を生じ、遊びの実施が困難となり、個々の成長・発達にも悪影響を及ぼす。つまり、個々に身体機能が未熟で、感染予防行動が十分とれない子どもが集団で生活する場所は、保育士が正しい知識を持ち、安全管理・衛生管理をしなければ、決して成長・発達に望ましい場所ではないということである。一方で、集団だからこそ、人との関わりの中で、人に対する愛情と信頼感、そして人権を大切にする心を育てるとともに、自主、自立および協調の態度を養い、道徳性の芽生えを培ったり、言葉への興味や関心を育て、話したり、聞いたり、相手の話を理解しようとするなど、言葉の豊かさを養うことができるのであり、精神発達や社会性の発達を促す場所でもある。つまり、安全管理・衛生管理を保障した環境下であれば、乳幼児期だからこそ集団での生活が、保育を必要とする子どもの健全な心身の発達を図るのに最もふさわしい生活の場となるということである。

3．集団生活における保育士の役割

　保育士は、保育所の役割および機能が適切に発揮されるように、倫理観に裏づけられた専門的知識、技術および判断をもって、子どもを保育するとともに、子どもの保護者に対する保育に関する指導を行う専門職でもある。乳幼児期にある子どもの身体的特徴を理解し、未熟性を補い集団感染や事故をいかに未然に防ぐか、これを保障することが保育士の

役割である。この役割を自覚した行動を、保育士一人ひとりが確実に行う責任がある。保育士自身が、子どもたちの成長・発達を促すためには、自己の健康管理に留意し、自らが子どもたちが安心して過ごすことのできる生活環境の一要因であることを自覚し行動することが重要である。

【演習課題1】
1．保育所に登園する乳幼児期の子どもの特徴は？
　身体発育は？　精神機能の発達は？　運動機能の発達は？
2．乳幼児期の子どもは、その特徴から考えると、自身の生命と心の安定を保ち、健やかな生活を確立するためには、どのような能力が不足していると考えられますか？
3．保育所は、保育を必要とする子どもの保育を行い、その健全な心身の発達を図ることを目的とする児童福祉施設です。家庭との緊密な連携の下に、子どもの状況や発達過程を踏まえ、保育所という環境を通して養護および教育を一体的に行うところです。つまり、保護者の養育力によって、さまざまな家庭環境下での影響を受けている子どもを預かり、集団で保育を行います。そのため、個々の健康状態もさまざまです。子どもの健康状態は何を観察すると分かりますか？
4．保育所は、乳幼児期にある子どもが集団で生活する場所です。この時期にある子どもは、健康面、安全面、衛生面それぞれの面においてどのような危険性があると考えられますか？

第2節　乳幼児期と集団生活

1．乳幼児期の身体的特徴と集団生活上の問題

　免疫機能が未熟、予備力が乏しく、容易に呼吸器感染症などウイルス感染症に罹患しやすい、またセルフケア能力が不足しており、生活の大部分において世話をしてもらうことから、大人の接触が濃厚となる。そ

のため、健康管理・衛生管理に対する知識が不足している大人の世話を受けた場合、感染する可能性は高くなる。咳、鼻水、嘔吐、下痢などに対して感染予防行動（手洗い、うがい、鼻かみ、咳エチケット、マスクの装着など）が十分にできないことによる接触感染、飛沫感染、空気感染により、集団感染する機会も多い。特に、何でも口に入れて確かめる感覚運動期にある0～2歳児は、おもちゃを媒介とした感染が多くなる。

身体バランスが不安定な乳幼児期は危険予知能力が低いうえに、咳、鼻水などの感冒に罹患することにより、倦怠感、ふらつきなどを伴い、注意力も散漫となる。このような場合に子どもどうしが接触すると、容易に転倒し、擦り傷、打撲、骨折などの事故が起こりうる。

2．集団生活における子どもへの関わり

乳児期には、全て自分で自身の心身を守れないため保育者が関わる。

幼児期には、保育者の関わりを模倣して、しだいに子ども自身ができることは自分でやり、自身の心身を守る方法を体得し習慣化するように関わる。

一例として、鼻水が出ているときの保育者や子どもとの関わりについて考えてみよう。

〈保護者への対応〉鼻水が出た場合など症状が出たときに、保護者と子どもの健康管理について話すきっかけにする。保護者から家庭での生活行動についての情報を得る（起床から就寝まで）。乳児期から健康管理行動が家庭と保育所が同じであれば、子どもは混乱せず習慣化しやすいことを伝える。可能ならば保護者も保育所と同じ行動をとってもらえると、しだいに望ましい健康管理行動を子どもがとることが習慣化する。保護者の協力で毎日、望ましい行動が身についていくことは、家族全員が望ましい健康管理行動をとることにつながり、よりよい関わりであることを伝える。

〈子どもへの対応〉鼻水が出ているところを観察したら、「鼻水出たね」

と声を掛け、ティッシュを持ち、「拭いておこうね」と優しく拭き取る。「きれいになったね。気持ちいいね」と声を掛け、ティッシュをゴミ箱に捨てる。そして保育士は自分の手に石鹸をつけて洗うところまでの行動を見せる。子どもがその行動を模倣し、自らティッシュを取りに行ったり、自分で鼻水を拭いたり、さらには拭いたティッシュをゴミ箱に捨てられるように一つ一つの行動ができるようになったら、そのつど褒める行為を繰り返す。「手も汚れたから洗っておこうね」と洗面台へ連れて行って手を洗い「きれいになったね。気持ちよくなったね」と繰り返すことで毎日の生活行動を通して望ましい健康管理行動が習慣化していく。

　手洗いについても、「食前」「排泄後」「外遊びから帰宅後」に「バイ菌さんが手に付いたから、キレイキレイしようね」と言いながら洗ってあげると、しだいに子どもが模倣し、自分でするようになる。手洗い後は、「気持ちよくなったね」「スッキリしたね」など心地よい快の感覚を子ども自身が感じられるように繰り返すことで、しだいに食前や、排泄、遊びなどの後には必ず手洗いを実施するという健康管理行動が習慣化していく。

【演習課題2】
1．子どもが望ましい健康管理行動（手洗い、うがい〈ブクブク・ガラガラ〉、鼻かみ、歯磨き、マスクの装着など）がとれるようになるためには、「いつ頃から」「どのように」関わるとよいかをグループで話し合ってみよう。
2．学生1人が子ども役をし、保育士役が望ましいと思う関わりを実施してみよう。他の学生は観察者となる。それぞれの立場から感じたこと、気づいたことを出し合い、子どもの発達段階に応じた望ましい関わりについて皆で考えてみよう。

第3節 保育所の健康・安全・衛生管理と保育

1．健康面の考え方

①個人の健康診断の結果の把握

②登園時、一人ひとりの子どもの状態を正確に把握する。体温、気になる症状、感染症で休んでいた子どもが登園してきた場合は、保護者に医師からの「登園許可証」を確認する。なければ持参してもらわなければならない旨を伝え、帰宅してもらう。子どもには「先生にもうだいじょうぶって診てもらってきてね。お友達と待っているからね」と安心感を伝える。

③規則正しい生活リズムの中で活動と休息、食事と排泄、遊び、話を聞いたり、大きな声で笑ったり、歌ったりして免疫力を向上させる。また、乾布摩擦をする（保育所の日常と家庭で継続）。

登園から降園間での日々の健康観察の留意点は次のとおりである。

＜登園時＞

いつもの○○ちゃんかどうか。乳児の場合は不機嫌、幼児の場合は元気がない、笑顔がない、咳、鼻水、顔面紅潮など、いつもの○○ちゃん（君）でなければ母親に様子を伺い、体温測定をする。37.5度以上の場合は連れて帰ってもらう。水分が取れない場合は受診するよう勧める。37.5度以下の場合は預かるが、この時点での状態を把握しておき、体温が上昇したり、現在の症状が悪化したりする場合は、母親に連絡し連れて帰ってもらわなければならない旨を伝え、連絡がつくようにお願いしておく。

＜保育中＞

登園時に気になった子どもからは目を離さない。体温の上昇がないか、1時間おきに測定する。37.5度以上なら他の子どもとは別に静的な遊び

をして過ごし、母親に連絡をして迎えに来てもらう。家で見られない場合は、病児保育所を紹介する。また、不機嫌、ぐずる、活気がない、顔色不良、咳や鼻水が出て呼吸がしんどそう、嘔吐や下痢が見られる、食欲がない、遊びが縮小している、午睡の寝つきが悪い、浅い眠り、寝起きが悪い、セルフケア行動レベルが縮小、他児との交流が少ないまたは関係が悪いなど、登園時より悪化し水分補給できない場合も、母親に連絡し情報提供しておく。子どもの気持ちを代弁し、迎えに来れるなら早めにお迎えに来てもらうようにお願いしておくとよい。無理なら、起こりうる可能性も含め、随時経過報告をしておくとよい。

＜降園時＞

保護者に、保育中の様子から登園時と比べて変化したことなど、子どもの状態を詳細に報告する。体温が高く、水分を欲しがらず活気がないならば、このままの状態では脱水になる可能性が高いので近くの病院で受診するように促す。

２．安全面の考え方

乳幼児期、特に０～２歳は、身体バランスが不安定で、脚力が弱く筋肉が未発達なため足を上げて走らない。また好奇心が旺盛で目的のものしか見えずに走るため、足が引っかかって転倒したり、階段から転落したりする可能性がある。また、道具の用途が分からずに遊んだりケンカをしたりするので、道具を振り回すなど、自傷や他傷の危険性がある。事故は全て結果であり、必ずそれを引き起こす原因がある。事故は子どもになんらかの身体症状や精神症状を引き起こし、少なからず社会生活を縮小するに至るなどの結果、発達を妨げかねない。事故を繰り返さないためには、事故後速やかに一つのケースとして保育士間で情報を共有し事故原因を分析し、どのようにすれば防ぐことができたのか再発防止策について話し合うことが必要である。保育開始前から安全確認をし、事故原因になりそうなものはあらかじめ除去する。体調が悪い子どもは

ふだんよりも感覚が鈍く、動きが緩慢となるため、目を離さないようにする必要がある。事故はいつでも起こるという認識を持ち、常に事故原因となるものはないかを予測して対応することが大切である。そして、子ども自身もしだいに危険予知ができるようになるので、乳児期から危ない行動については随時伝えていくことが大切である。4～5歳になれば事故が起こった後、クラス全員でなぜ事故が起きたのか、事故を起こさないために一人ひとりが何に注意をすればよかったのかを話し合う機会を持つという安全教育もこの時期に必要な関わりである。

＜事故原因＞

ソフト面（人）：子どもの年齢、認知発達レベル、体調、服装、履物、保育士・他児・保護者の知識不足

ハード面（物）：クラスの広さ、敷物、物品の配置、オモチャ（形状、大きさ、材質、色）、施設の構造（内＝トイレ、廊下、階段、遊具、遊技場、外＝園庭、プール）、時間帯、天候

3．衛生管理面の考え方

どうすれば抵抗力が弱く、生活行動が未熟な子どもたちを感染から守ることができるのか、感染しても拡大させないようにするためにはどうしたらよいかを考える。そのためには、保育士一人ひとりが施設内外の衛生管理について正しい知識を持ち、行動することが重要である。

【演習課題3】 以下の施設内外および人の衛生管理について、具体的な方法を述べなさい。
　保育室、食事、調乳室、おむつ交換、トイレ、寝具、園庭、プール、職員、園児、保護者

【演習課題4】 以下のそれぞれのケースについて、保育士として望ましい関わりをグループで話し合い、実演してみよう！
1．1歳3カ月のAちゃんが母親に連れられて登園してきました。うつむきかげんで元気がありません。あなたは、何を観察し、どのような対応

をしますか？
2．2歳のBちゃん。咳、鼻水があり、いつもの元気がありません。体温は37.0℃です。あなたは、保育中どのような点に気をつけますか？
3．乳児クラスで嘔吐がありました。あなたは何に注意し、どのような対応をしますか？
4．1歳児クラスのC君に白色下痢便が見られました。あなたは何に注意し、どのような対応をしますか？
5．直接口に触れる乳児クラスのオモチャは、どのような衛生管理が必要ですか？　洗える物と洗えない物それぞれの対応方法は？
6．ノロウイルスやロタウイルなどによる感染性胃腸炎が保育所内で流行している期間中、特にどのような点に注意する必要がありますか？
7．保育所の屋内・屋外でどのような安全管理が必要ですか？

【引用・参考文献】

大西文子編著『子どもの保健演習』中山書店、2012年

公益財団法人児童育成協会監修、松田博雄・金森三枝編『子どもの保健Ⅱ』中央法規出版、2015年

厚生労働省『保育所保育指針解説書』フレーベル館、2008年

佐藤益子編著『子どもの保健Ⅱ』ななみ書房、2011年

高内正子編著『心とからだを育む子どもの保健Ⅱ（演習）』保育出版社、2013年

民秋言編著『新保育所保育指針の展開』健帛社、2009年

林邦雄・谷田貝公昭監修、加部一彦編著『子どもの保健Ⅰ』（保育者養成シリーズ）一藝社、2014年

第4章

養護と教育の一体性

細井　香

第1節 養護と教育の一体性とは何か

養護と教育の一体性について、以前は、養護を行うところを保育所、教育を行うところを幼稚園と分けて捉える傾向にあったが、現在は、幼稚園でも保育所でも、また新制度により制定された幼保連携型認定こども園においても、子どもの心身の発達を図るためには、環境を通して、養護と教育を一体的に行うことが重要であるとしている。

養護と教育の一体性とは何か。ここでは、保育所保育指針、幼保連携型認定こども園教育・保育要領を参考に、養護と教育の一体性とはどのような意味なのか考えてみたい。

1．保育所保育指針に見る養護と教育の一体性

初めに、一般的な意味として「養護」と「教育」はどのように解釈されているのだろうか。そして保育では、「養護」と「教育」をどのように捉えているのだろうか。

まず一般的な意味として、『大辞林』を参照すると、養護とは「児童の心身の成熟の程度に応じ、これを保護しその成長・発展を促進すること」をいい、「教育」とは「他人に対して意図的な働きかけを行うことによって、その人を望ましい方向へ変化させること」をいう。つまり、養護は「保護し援助すること」、教育は「意図的な働きかけを行い、望ましい方向へ変化させること」であり、ここでいう主語は、養護が「大人」、教育は「子ども自身」となる。

では、保育所で、実際にガイドラインとして使用している保育所保育指針では、養護と教育をどのように捉えているのであろうか。歴史をたどれば、養護と教育の一体という言葉は、1965年の保育所保育指針制定当時から用いられ、その後一貫して使われている。また「児童福祉施設

の設備及び運営に関する基準」第35条でも、保育内容として、「保育所における保育は、養護及び教育を一体的に行うことをその特性とし、その内容については、厚生労働大臣が定める指針に従う」と明記されている。

保育所は、保護者の就労や病気、同居親族の介護等の理由により、保育を必要とする乳幼児を保育することを目的とした児童福祉施設である。日中、家庭で生活を送ることができない子どもたちが、人間形成の基礎を培う重要な時期に生活時間の大半を過ごす場であることからも、保育士等が行う保育の内容は重要な意味を持ち、一定の基準を守って行われなければならない。

保育所保育指針には、保育の目標を達成するための具体的な保育目標である「ねらい」と、目標を達成するための具体的な保育「内容」があり、保育内容を構成するための視点として、「養護」と「教育」が設定されている。

保育所保育指針で、養護とは、「子どもの生命の保持及び情緒の安定を図るために保育士等が行う援助や関わり」のこと、教育とは「子どもが健やかに成長し、その活動がより豊かに展開されるための発達の援助であり、『健康』、『人間関係』、『環境』、『言葉』及び『表現』の5領域から構成されている」としている（図表1）。

民秋言は、養護の主語は「保育士等」、教育の主語は「子ども」であり、養護は、「子どもが安全で安心した生活を送るために、保育士等が行う

図表1　養護と教育の関係について

		養護	教育
保育の内容	ねらい	安定した生活を送り、充実した活動ができるように<u>保育士等が行わなければならない事項</u>	<u>子どもが身につけることが望まれる</u>心情、意欲、態度などの事項
	内容	子どもの生活やその状況に応じて<u>保育士等が適切に行う事項</u>	保育士等が援助して<u>子どもが環境にかかわって経験する事項</u>
		生命の保持と情緒の安定	5領域：健康・人間関係・環境・言葉・表現

出典：[文部科学省、2014] 添付資料（民秋言）

事項」、教育は、「5領域にわたる様々な環境にかかわりながら、子ども自身が身につけるべき事項である」と説明している。このどちらが欠けても保育は成立しない。民秋は、養護は「教育を支えるもの」、教育は「養護を基にして行われるものである」との表現もしている。言い換えれば、保育所では、子どもの命を守り、情緒の安定を図った生活が根底にあったうえで、乳幼児期に望ましい経験を積み重ねていけるよう、充実した活動を援助する保育内容が展開されなければならない。この考え方は、保育所保育のみでなく、乳幼児期の子どもを保育する幼稚園ならびに幼保連携型認定こども園等のいずれにおいても重要な概念であると言える。

２．幼保連携型認定こども園教育・保育要領に見る養護と教育の一体性

　新制度により制定された幼保連携型認定こども園教育・保育要領でも、0歳から小学校就学前までの一貫した教育および保育を、園児の発達の連続性を考慮しながら展開するために、園児の一日の生活の連続性およびリズムの多様性への配慮、保護者の生活形態を反映した園児の在園時間の長短、入園時期や登園日数の違い等を踏まえながら、園児一人ひとりの状況に応じた教育および保育の内容やその展開について工夫することが明示されている。

　保育所保育指針では、保育内容の中に養護と教育が並列して記載されいるが、教育・保育要領においては、養護については、その重要性に鑑みて、第1章（総則）の「第3　幼保連携型認定こども園として特に配慮すべき事項」の4に、「養護の行き届いた環境の下生命の保持や情緒の安定を図るため、幼保連携型認定こども園における教育及び保育を展開するに当たっては、次の事項に留意すること（以下省略）」と、養護を基盤に、その留意点についての説明がなされている。幼保連携型認定こども園においても、養護の重要性は強調されており、養護の行き届いた環境があるうえで、教育および保育が展開されるという保育所との共通

認識が図られている。

第2節 養護と教育に関わる内容

　ここでは、保育所保育指針を基に、養護の内容と教育の内容についてまとめておく。

1．養護に関わる内容

保育所保育指針「第3章　保育の内容」
1．保育のねらい及び内容
(1) 養護に関わるねらい及び内容
　ア　生命の保持
　（ア）ねらい
　①一人一人の子どもが、快適に生活できるようにする。
　②一人一人の子どもが、健康で安全に過ごせるようにする。
　③一人一人の子どもの生理的欲求が、十分に満たされるようにする。
　④一人一人の子どもの健康増進が、積極的に図られるようにする。
　（イ）内容
　①一人一人の子どもの平常の健康状態や発育及び発達状態を的確に把握し、異常を感じる場合は、速やかに適切に対応する。
　②家庭との連携を密にし、嘱託医等との連携を図りながら、子どもの疾病や事故防止に関する認識を深め、保健的で安全な保育環境の維持及び向上に努める。
　③清潔で安全な環境を整え、適切な援助や応答的な関わりを通して、子どもの生理的欲求を満たしていく。また、家庭と協力しながら、子どもの発達過程等に応じた適切な生活リズムが作られていくようにする。
　④子どもの発達過程等に応じて、適度な運動と休息を取ることができるようにする。また、食事、排泄、睡眠、衣類の着脱、身の回りを清潔にすることなどについて、子どもが意欲的に生活できるよう適切に援

助する。
　イ．情緒の安定
　（ア）ねらい
　① 一人一人の子どもが、安定感を持って過ごせるようにする。
　② 一人一人の子どもが、自分の気持ちを安心して表すことができるようにする。
　③ 一人一人の子どもが、周囲から主体として受け止められ、主体として育ち、自分を肯定する気持ちが育まれていくようにする。
　④一人一人の子どもの心身の疲れが癒されるようにする。
　（イ）内容
　①一人一人の子どもの置かれている状態や発達過程などを的確に把握し、子どもの欲求を適切に満たしながら、応答的な触れ合いや言葉がけを行う。
　②一人一人の子どもの気持ちを受容し、共感しながら、子どもとの継続的な信頼関係を築いていく。
　③保育士等との信頼関係を基盤に、一人一人の子どもが主体的に活動し、自発性や探索意欲などを高めるとともに、自分への自信を持つことができるよう成長の過程を見守り、適切に働きかける。
　④一人一人の子どもの生活リズム、発達過程、保育時間などに応じて、活動内容のバランスや調和を図りながら、適切な食事や休息が取れるようにする。

　保育所保育指針で示されているように、生命の保持と情緒の安定は、生きるために必要な根幹的なものである。子どもの命を守り、一人ひとりの子どもが快適に、そして健康で安全に過ごせるようにすることは、保育をするうえでの大原則である。また、その生理的欲求が十分に満たされ、子どもが保育士等に受け止められながら、安定感・安心感を持って過ごすことができることは、一人ひとりの子どもの生存権を保障することでもある。ここで示されている内容が、日常の生活の中での保育士等の具体的な関わりにより実現されることが大切である。そのために保育者は、子どもの発達過程等に応じた食事、排泄、衣類の着脱、身の回

りを清潔にするための養護技術や安全・衛生管理の知識および技術、病気やけが等の応急手当や看護技術などを身につけることが重要である。

> 【演習課題1】 保育をするうえで、養護の行き届いた環境の下「生命の保持」「情緒の安定」を図った保育を適切に行うための具体的な方法（環境設定、保育者の言葉掛け、働きかけなど）について、排泄の場面を例に、グループで意見を出し合い、考えてみましょう。

2．教育に関わる内容

　保育所保育指針における教育とは、「子どもが健やかに成長し、その活動がより豊かに展開されるための発達の援助であり、『健康』、『人間関係』、『環境』、『言葉』及び『表現』の5領域から構成される」ものと記されている。

　『保育所保育指針解説書』では、「乳幼児期にふさわしい経験が積み重ねられていくように援助すること」「保育士等としての願いや保育の意図を伝えながら、子どもの成長・発達を促し、導いていくこと」「保育士等が一方的に働きかけるのではなく、子どもの自発的な活動としての遊びなどを通して様々な学びが積み重ねられることが大切である」と説明している。

　ここでは5領域の中でも、特に小児保健に関係の深い「健康」についてまとめてみる。

保育所保育指針第3章　保育の内容
1．保育のねらい及び内容
(2) 教育に関わるねらい及び内容
　ア　健康
　健康な心と体を育て、自ら健康で安全な生活をつくり出す力を養う。
　（ア）ねらい
　①明るく伸び伸びと行動し、充実感を味わう。
　②自分の体を十分に動かし、進んで運動しようとする。

③健康、安全な生活に必要な習慣や態度を身に付ける。
（イ）内容
①保育士等や友達と触れ合い、安定感を持って生活する。
②いろいろな遊びの中で十分に体を動かす。
③進んで戸外で遊ぶ。
④様々な活動に親しみ、楽しんで取り組む。
⑤健康な生活のリズムを身に付け、楽しんで食事をする。
⑥身の回りを清潔にし、衣類の着脱、食事、排泄など生活に必要な活動を自分でする。
⑦保育所における生活の仕方を知り、自分たちで生活の場を整えながら見通しを持って行動する。
⑧自分の健康に関心を持ち、病気の予防などに必要な活動を進んで行う。
⑨危険な場所や災害時などの行動の仕方が分かり、安全に気を付けて行動する。

　子どもの生活の場である保育所において、子どもの心と体の育ちに必要な、運動遊びや散歩、食事、睡眠、衣服の着脱、排泄など、さまざまな場面で子どもの主体的な活動を促し、幼児期にふさわしい生活が豊かに展開されるよう、保育者は、活動の場面に応じた役割を考えることが重要である。また、子ども自身がバランスのとれた食事や適度な運動と休息、また身の回りを清潔に保つことなどを日常的な保育の活動の中で身につけていくことが基本的な生活習慣の自立につながる。そのため保育士等は、日頃から子どもの心身の健康について理解を深め、子ども自身が自分の体や健康に関心を持ち、健康に過ごすことの大切さに気づくよう援助していくことが大切である。

【演習課題2】　教育的な視点として「子どもの自発的な活動を促し、その経験が積み重ねられていくよう援助する」という理解のもとに、衣類の着脱の自立を例として、その具体的な方法について、グループで意見を出し合い、考えてみましょう。

第3節 養護と教育の一体化した保育

　では、養護と教育が相互に関連を持ちながら、総合的に保育の内容が展開されるということは、具体的にどのようなことであろうか。ここでは、保育所の一日の生活の中で、日課として毎日ある食事の場面を例に考えてみよう（図表2）。

図表2　昼食について

区分	領域	「ねらい」または「内容」
養護	生命の保持	・空腹を満たすといった生理的欲求を充足できる。 ・成長・発達に必要な栄養素を摂取できる。 ・保育者は、子どもが自分で食べることができるよう援助する。
	情緒の安定	・大好きな保育士やお友達といっしょに、和やかで楽しい雰囲気の中で食事をすることで、心が満たされ情緒が安定する。
養護 教育	情緒の安定 言葉	・「おなかがすいたね」「おなかがいっぱいになったね」など、空腹の不快な情緒が「おなかがすいた」という言葉を覚え、ミルクを飲んだことで満たされた情緒のときに「おなかがいっぱいになった」という言葉によって、情緒の安定と言葉を自然に覚える。
教育	健康	・さまざまな食品に触れたり、食文化を学んだり、栄養バランスのとれた食事を通して、正しい食事の習慣ができる。 ・好き嫌いをせず、何でも食べることを通して、丈夫な体をつくり、病気を予防できることを学ぶ。 ・食事の前に手を洗ったり、食後にうがいや歯磨きをしたり、テーブルを拭くことなどから、清潔に関する基本的な習慣を身につけることができる。
	言葉	・楽しく食事をする中で、お友達や保育士の話に興味や関心を持ったり、自分の思ったことや感じたことを言葉にしたい欲求が高まる。
	人間関係	・楽しくお友達や保育士と食事をする中で、コミュニケーションが生まれる。 ・年長の子どもが食べる様子を見て、年少の子どもたちが憧れの気持ちを抱きながら、自分で食事をする技術やマナーを学ぶことができる。
	環境	・子どもの身長に合わせたいすや机、食べやすくて持ちやすい食器等を準備する。 ・テーブルに季節のお花を飾るなど、四季折々の自然を取り入れることができる。
	表現	・食事の場面や好きな食べ物の絵を描くことで、うれしさや喜びを表現したり、好きな食べ物をイメージして、人に伝えることができる。

(筆者作成)

このように、食事の場面一つをとっても、養護を基盤とし、年齢や発達に合わせたさまざまな活動（教育）のねらいや内容が想定できる。
　保育というものは、養護と教育が、常に相互に関連を持ちながら、一体性をもって総合的に展開されるものなのである。

> 【演習課題３】図表２を参考に、基本的生活習慣「食事」「睡眠」「排泄」「衣類の着脱」「清潔」の場面について考えられる「ねらい」や「内容」を整理してみましょう。

【引用・参考文献】

　岩田力・大澤力編著『子ども学総論――子どもに生きる・子どもと創る！』日本小児医事出版社、2015年

　厚生労働省『保育所保育指針解説書』フレーベル館、2008年

　民秋言編『幼稚園教育要領・保育所保育指針の成立と変遷』萌文書林、2008年

　内閣府・文部科学省・厚生労働省『幼保連携型認定こども園教育・保育要領解説書』フレーベル館、2015年

　文部科学省「幼保連携型認定こども園保育要領（仮称）の策定に関する合同の検討会議議事録」（第5回）、2014年

第5章

子どもの生活習慣と心身の健康

吉田　由美

第1節 遊び・基本的生活習慣と心身の健康

1．遊びと心身の健康

(1) 子どもにとっての遊びの意義

「遊び」は、自由で自発的で遊ぶこと自体を目的とした、楽しくおもしろい活動である。そして、治療的意味と発達的意味がある。治療的意味とは、傷ついた心を遊ぶことによって癒やし、心の健康が保たれることを指す。発達的意味とは、運動遊びによって運動能力や体力が高まり、友達遊びによって責任感や義務、協同、道徳意識や正義感などの社会性の発達が促されることなどを指す。順調な心身の発達は、子どもの健康の条件の一つである。子どもにとって「十分に遊ぶ」ことが大事である。

(2) 遊びに関する健康上の留意事項

水遊びは感染防止の観点から、ため水ではなく、シャワーなどの流水を使用するとよい。粘土・泥んこ・砂場遊びでは汚れた手で目をこすったり、粘土や砂、泥を口に入れたりすることのないようにする。遊びの後には、汚れた手や顔を洗う。制作遊びでは、はさみの安全な使い方を教え、とがった材料は先を人に向けたり口にくわえたりしないように注意する。

テレビ、DVD、電子ゲーム、ケータイ、スマートフォン、タブレット類などの電子映像メディア機器への接触が、低年齢化・長時間化している。視力の低下や睡眠不足、人との関わり体験や運動不足、コミュニケーション能力の低下を起こすと心配されている。日本小児科学会は提言として「乳幼児のテレビ・ビデオ長時間視聴は危険です」を出している。また、日本小児科医会でも「子どものメディアの問題に対する提言」

（2004年）を発表し、以下の具体的提言をしている。
　①２歳までは、テレビ・DVD の視聴を控えましょう。
　②授乳中、食事中のテレビ・DVD の視聴はやめましょう。
　③すべてのメディアへ接触する総時間を制限することが重要です。１日２時間までを目安と考えます。
　④子ども部屋にはテレビ・DVD プレイヤー、パーソナルコンピューターを置かないようにしましょう。
　⑤保護者と子どもでメディアを上手に利用するルールをつくりましょう。

　また、「スマホに子守りをさせないで！」と警告している。田澤雄作は、過剰なメディア接触で脳（こころ）の疲労が生じ、注意力、判断力、記憶力、気力が低下し、学力の低下が起こるとしている［田澤、2014］。将来のメディア依存の予防のためにも乳幼児期での対応は重要である。

２．基本的生活習慣と心身の健康

（1）基本的生活習慣の獲得

　食事、排泄、睡眠・休養、清潔、着脱衣などの基本的生活習慣と生活リズムは、子どもが健康に育つ基本である。乳幼児期は心と体の発達が著しいので、それに合わせた「基本的生活習慣の獲得」が必要である。２歳頃には、食事、衣類の着脱など身の回りのことを自分でしようとする。３歳頃には、基本的な生活習慣がある程度自立できるようになり、５歳頃には、生活に必要な行動をほとんど一人でできるようになる［厚生労働省、2008］。子どもに分かりやすく方法を教え、励まし、少しでもできたら認め、褒める。多少時間はかかっても、子ども自身が身の回りのことをするように支えることで、基本的生活習慣が獲得され、自信や満足感、意欲が持てるようになる。各習慣の自立の標準年齢を目安に支援するとよい。

(2) 食事の習慣

　食事は生命を維持し、体を構成する成分の取り入れとして、発育に不可欠である。栄養に過不足があると、心身の発達や機能に支障が生じて身体の抵抗力が衰え、健康を損ねてしまう。一方、食事に満足することは、情緒の安定と発達に良い。いっしょに楽しく食事することによって、仲間との交流が促される。食事は日課の中心であり、生活リズムの要である。乳幼児期の食事内容や食事習慣が、その後の食生活に及ぼす影響は大きい。

　新生児にとっては母乳が最適であるが、事情によって不足する場合は、人工栄養である調整粉乳を与える。生後2～3カ月までは、本能的欲求に基づいて受動的に乳汁を吸う。0歳の食事は、主に乳汁による時期と離乳食を開始し、それを進行させる時期とがある。液体から半固形食、固形食へと形態を変える。基本として「授乳・離乳の支援ガイド」[厚生労働省、2007]が出されている。幼児期は、乳児期に続いて発育・発達が著しく、また、運動が活発になり、エネルギーが多く必要となる。生後4～6カ月頃に、食物や食器に関心を示し、離乳食を自ら進んで食べようとする。離乳は生後5～6カ月頃に開始し、1歳～1歳半頃に完了する。その過程で、食事回数、食品の種類、量、硬さなどが、大人の食事形態に近づく。

食行動の自立の標準年齢 [谷田貝・高橋、2009]
1歳6カ月　自分でコップを持って飲む。スプーンを自分で持って食べる。
2歳6カ月　スプーンと茶碗を両手で使用して食べる。
3歳　　　　こぼさないで食事をする。
3歳6カ月　箸を使用する。一人で食事ができる。

　現在、食に関しては、食育が推進されている。食育基本法(2005年)では、「食育」を次のように位置づけている。

　①生きるうえでの基本であって、知育、徳育および体育の基礎となるべきもの。

②さまざまな経験を通じて「食」に関する知識と「食」を選択する力を習得し、健全な食生活を実践することができる人間を育てること。

　食育については、保育所保育指針、幼稚園教育要領にも記載されている。また、「保育所における食育に関する指針」(2004年) で目標としている子ども像は次のようである。

　①お腹がすくリズムのもてる子ども
　②食べたいもの、好きなものが増える子ども
　③一緒に食べたい人がいる子ども
　④食事づくり、準備にかかわる子ども
　⑤食べものを話題にする子ども

　また、幼児への食育は、生活習慣病の予防として期待されている。
　食事での問題は、偏食、むら食い、遊び食べ、食事に時間がかかる、よくかまない、過食、食物アレルギーなどがある。

(3) 排泄の習慣

　食物や水分は消化吸収されて利用されるが、不必要となった残渣は、便や尿などの排泄物として排出される。排泄物は特有の臭いと、ときには感染性の病原菌を含むこともあるので、取り扱いには注意が必要である。

　また、人前ではしないなどの社会的行動が要求される。0歳では、便意・尿意の自覚がないので無理だが、幼児は発達に応じて、トイレに行く、便器を使う、後始末をする、手を洗うなどの行動ができることや排泄を我慢しないことが必要である。

　0歳では、膀胱にある程度の尿がたまると、尿意を感ずることなく機械的に排尿される。また、便意も感ずることができず、反射的に排泄される。したがって、おむつの使用が必要である。生後0カ月で1日18～25回、1カ月～12カ月では15～20回の排尿がある。1歳6カ月から2歳頃になると、大脳での調節が可能となり、便意・尿意を感じ、自分の意

思による排泄が徐々にできるようになる。この頃にトイレットトレーニングを開始するとよい。

排泄行動の自立の標準年齢 [谷田貝・高橋、2009]	
2歳6カ月	排尿・排便の事後通告をする。
3歳	排尿・排便の予告をする。付き添えば、一人で排尿ができる。
3歳6カ月	おむつの使用を離脱する。排尿の自立。
4歳	排便の自立。
5歳	排便の完全自立(紙の使用、和式・洋式の使用)。

　排泄での問題は、情緒面と関係しているものが多い。頻尿、夜尿、退行現象などがある。頻尿は短時間に何回も尿意を催すことで、緊張したときや膀胱炎のときに起こる。夜尿は、夜間の睡眠中に起こる無意識的排尿のことである。3歳までは生理的範囲であるが、一般に5歳以上は指導の対象となる。退行現象は、排泄が自立したかのような幼児が、再びおむつが必要になる場合などである。原因は、弟・妹の誕生、母親との別離、環境の変化等であり、情緒の安定を図るようにする。

(4) 睡眠・休養の習慣

　睡眠・休養は基本的欲求の一つである。人間の生活は、活動と睡眠・休養がリズミカルに反復することによって健康が保たれる。活動が長く続くと疲労し、活動力は低下し、やがて病気になってしまう。乳幼児は発育が著しいため、代謝が激しく長時間の睡眠が必要である。安眠し、時間的にも十分な睡眠がとれる習慣を持つことが必要である。

　生後1～2カ月は、哺乳が十分で健康であれば、授乳から次の授乳まではほとんど眠っている。生後3～4カ月になると、夜間睡眠の型が形成される。月齢が進むにつれて睡眠時間は短くなる。1歳過ぎには夜の睡眠時間が長くなり、昼は1～2回決まった時間に昼寝するようになる。昼寝は幼児の半ばまで続く。

　安眠には、室内環境(温度、暗さ、音、振動等)を整え、寝具、衣類へ

の配慮も必要である。睡眠で問題となるのは、夜泣きと寝つきの悪さである。夜泣きの原因は、空腹、喉の渇き、暑さ、寒さ、痛み、かゆさ、おむつの汚れ、寝具の重さ、衣類の締めつけ、昼間の強い刺激や興奮などである。寝つきの悪さには、昼の睡眠の長さや家族の夜型生活が影響する。

また、うつ伏せ寝の乳児は乳幼児突然死症候群（SIDS）となる可能性があるので、なるべく仰向けで寝かせるようにするとよい。

(5) 清潔の習慣

自分の体や身辺を清潔にする習慣を持つことは、健康を維持するために必要である。体が清潔であることは、細菌の繁殖を防ぎ、病気の予防となり、不感蒸泄や汗の分泌を促進させる。心理的にも、清潔であることで新鮮さ・爽快感を得られる。

清潔習慣の自立の標準年齢 [谷田貝・高橋、2009]
1歳6カ月　就寝前の歯磨き。
2歳6カ月　うがいをする。手を洗う。
3歳　　　　顔を拭く。石鹸を使用する。
4歳　　　　顔を洗う。髪をとかす。鼻をかむ。

周囲の者が過保護だと、依存して自分でしようとしなくなる。また、放任されると、不潔でもかまわなくなり、清潔の習慣が身につかない。

(6) 衣生活の習慣

衣類には体温調節、身体表面の汚染の防止、皮膚からの排泄物（汗、あかなど）の吸着、外部刺激からの皮膚の保護などの生理的意義がある。また、心理的意義としては、満足できる衣類を着ると、自信や意欲を持てるが、逆の場合は沈んだ気持ちや投げやりな気持ちを起こしやすい。

衣類を脱ぎ着することを着脱衣という。食事、排泄、睡眠は生理的な要素が強い習慣であるが、着脱衣は、心理・社会的要素が強い。また、

結果が見え体感できるので、「できた！」という達成感が味わえ、自信につながる。

着脱衣行動の自立の標準年齢 [谷田貝・高橋、2009]	
1歳6カ月	1人で脱ごうとする。
2歳	1人で着ようする。
2歳6カ月	靴を履く。帽子をかぶる。
3歳	パンツをはく。
3歳6カ月	前ボタンをかける。両袖を通す。靴下をはく。脱衣の自立。着衣の自立。

　健康のためには、なるべく薄着の習慣をつけ、外界の温度変化に適応できるようにする。子どもの衣類は、活動しやすく、丈夫で着脱が簡単であり、年齢や個性に合ったものにする。0歳児に対しても、着脱のときには言葉掛けをして動作を意識させ、一人ひとりのペースと自分でやる意思を尊重する工夫をするとよい［兼松ほか、2010］。

第2節　健康行動・安全行動の獲得

1．健康行動の獲得

　幼児なりに健康行動を獲得することが、健康の維持と回復のために必要である。直接、健康に関連した健康行動には、①健康状態の評価のための体温測定や健康診断を嫌がらずに協力すること、発育評価のための身体計測が正確にできるように協力すること、②予防接種を我慢して受けること、③ぐあいが悪くなったときには、大人がまず気づくべきではあるが、子どもが自分の体の異常を自覚し、大人に訴えること、④病気のときには、診察、服薬、医療的処置への協力や、活動性が高く自覚が難しいので困難であるが安静にしていること、などがある。

健康行動獲得のためには、分かりやすく目的や方法を教えるとともに、子どもに受け入れやすいように飾り付けをするなどの工夫を行い、子どもができたら褒めるとよい。その場面で指導するのに加え、自分の体や健康に関心を持ち、健康行動を獲得できるように、健康教育として計画的に指導する。

2．安全行動の獲得

日本の幼児の死因の第1位は不慮の事故であり、圧倒的に多い。死に至らないまでも、幼児のけがや事故は日常茶飯の出来事であり、健康上大きな課題となっている。幼児は事故を避けるために必要な判断力が十分ではなく、運動能力も未発達であり、情緒的にも不安定であるために、けがをしやすい。

対策としては、①危険な場所や物には近づけないようにし、壊れた箇所がないようにするなど、安全な環境を整えること、②周囲の者が注意していること、③幼児自身が安全行動の能力を身につけることである。けがや事故が起こらないように気をつけること、けがや事故が起こったときには大人に知らせること、手当てや対応について知ることなどが必要である。さらに、非常時に備えた避難訓練や防災訓練への参加行動もとれるようにする。

第3節 子どもの生活習慣と環境

1．家庭

家庭は最も基本的な生活の場であり、家族によって構成されている。子どもの食事、排泄、睡眠・休養、清潔、着脱衣などの基本的生活習慣は主として、家庭で家族から一人ひとりに働きかけられることによって

獲得される。そして、大人が子どもに生活習慣を習得させていくという面と、子どもが自ら習得する観察学習という面がある。後者は、家族がモデルとしての役割を持っているので、家族自らが好ましい生活習慣を実践していることが要求される。近年は、少子化・核家族化のために、モデルとなる同胞や祖父母の存在が得にくい状況になってきている。

　喫煙に関しては、親が喫煙していると、将来子どもが喫煙しやすくなる［森山・中村、2004］ので要注意である。また、受動喫煙は、子どもの呼吸器疾患や中耳炎、乳幼児突然死症候群を引き起こすと指摘されている［吉見・中村、2008］。

　「十分に遊ぶ」に関しては、家族が知的教育を優先し、塾やお稽古ごとなどで子どもの遊ぶ時間が少なくなる傾向が懸念されている。子どもは「十分に遊ぶ」ことで楽しく充実した生活を送り、心身の発達が促され、健康になることを家族は認識する必要がある。

　「健康行動の獲得」では、前述したような行動の必要性を幼児に分かりやすく説明し、具体的な方法を示すようにする。痛みを伴う場合は、「痛くない」など事実に反したことは言わないようにする。子どもは我慢することも学ばなければならない。日頃から健康状態を自覚させ、発熱時に「お熱みたい」など、言葉で大人に訴え援助を受けられるようにする。

　幼稚園や保育所と異なり、家庭や家族の環境は大人仕様であるので、子どものけがや事故が起こりやすい。家族は何が子どもにとって危険であるかを知り、危険なものは子どもの手の届く範囲には置かないようにする。また、子どもは水が好きなので、浴槽や洗濯機で事故に遭わないように配慮する。さらに、身のこなしがしやすい服装をさせ、危険な行為をしたら、すぐにその場で注意するようにする。

　愛情豊かな温かな家庭は、子どもの健康にとって理想である。しかし、現実の家庭はさまざまであり、家庭の機能に不都合が生じ、悪くすると児童虐待の事態にもなり得る。また近年は、貧困が子どもの健康に及ぼ

す影響が心配されている。

2．幼稚園・保育所

　家庭では「基本的生活習慣の獲得」が子どもにとっての主な課題となるが、幼稚園・保育所では「十分に遊ぶ」が主になる。園庭をはじめとした遊びの空間と遊具、おもちゃ等、遊び仲間、遊び指導の専門家である保育者の存在が「十分に遊ぶ」を可能にしている。

　幼稚園・保育所では、子どもに対して、基本的生活習慣、健康行動、安全行動に関する指導や健康教育を行う。乳幼児期の健康教育の全般的な内容は、幼稚園教育要領の「ねらい及び内容」の「健康」、保育所保育指針の「教育にかかわるねらい及び内容」の「健康」が基本と考えられる。

　実施の際にはPDCA（Plan, Do, Check, Action）すなわち「計画」「実行」「評価」「改善」のサイクルで考えるとよい。具体的には、以下の点が重要となる［兼松ほか、2010］。

　①年間健康教育計画の作成
　②年齢や発達を考慮する
　③テーマを明確にする
　④子どもの興味を捉える
　⑤正確な情報を提供する
　⑥教材や方法を工夫する
　⑦タイムリーであること
　⑧健康教育実施後の評価

　また、幼稚園・保育所では、子ども仲間がよいモデルとなり、観察学習できる利点がある。

　このほか、幼稚園・保育所では健康管理、安全管理、衛生管理を行い、子どもの健康を支えている。これらの活動で大事なのは、職員間、保護者や関係機関と連携して実施することである。

【演習課題】
1．年齢別に基本的生活習慣の発達と支援のポイントを一つの表にしてみよう。
2．乳幼児の電子映像メディア機器との接触の問題点をグループで話し合ってみよう。
3．基本的生活習慣、健康行動や安全行動から一つを選び、年齢を決めて健康教育の計画を立て実施し評価してみよう。先生役、子ども役を設定して行ってみよう。

【引用・参考文献】

衞藤隆・近藤洋子・杉田克生・村田光範編『新しい時代の子どもの保健』日本小児医事出版社、2014年

兼松百合子・荒木暁子・羽室俊子編著『子どもの保健演習——すこやかな育ちをサポートするために』同文書院、2010年

厚生労働省『保育所保育指針解説書』フレーベル館、2008年

巷野悟郎編『子どもの保健〔第5版〕』診断と治療社、2014年

田澤雄作「子どもの過剰な映像メディアとの接触による発達への影響」『小児科臨床』67増刊号、2014年、pp.2025-2031

谷田貝公昭・高橋弥生『データでみる幼児の基本的生活習慣——基本的生活習慣の発達基準に関する研究〔第3版〕』一藝社、2016年

吉田由美「幼児期の健康学習課題」島内憲夫編『「健康」ライフワーク論——生涯健康学習のすすめ』垣内出版、1989年、pp.48-66

吉田由美『小児保健』保育講座 日本学芸協会、2004年

文部科学省『幼稚園教育要領解説』フレーベル館、2008年

厚生労働省「授乳・離乳の支援ガイド」2007年　　http://www.mhlw.go.jp/shingi/2007/03/dl/s0314-17c.pdf

厚生労働省『楽しく食べる子どもに──保育所における食育に関する指針（概要）』2004年　http://www.wam.go.jp/wamappl/bb16GS70.nsf/0/49256fe9001adf9249256f63001fb976/$FILE/kadai-4_3.pdf

日本小児科医会「『子どもとメディア』の問題に対する提言」2004年　http://jpa.umin.jp/download/media/proposal02.pdf

日本小児科学会こどもの生活環境改善委員会『乳幼児のテレビ・ビデオ長時間視聴は危険です』　http://www.hakujyuji.com/media-syounikagakkai.htm

森山和郎・中村正和『禁煙サポート　指導者マニュアル』法研、2004年　http://www.osaka-ganjun.jp/effort/cvd/training/teaching-materials/pdf/nosmoking_02.pdf

吉見逸郎・中村正和「受動喫煙──他人の喫煙の影響」厚生労働省e-ヘルスネット　2008年　http://www.e-healthnet.mhlw.go.jp/information/tobacco/t-02-005.html

第6章

子どもの発達援助と保健活動

糸井志津乃

第1節 発達段階に応じた援助

1．1歳未満

(1) 0カ月～6カ月未満

　この時期は、身長や体重が増加し、著しい発育・発達が見られる。運動機能面では、生後4カ月までに首がすわり、5カ月頃より目の前の物をつかもうとする、手を口に持っていく等、手足の動きが活発になる。何でも口に持っていくことから、喉に詰まらせる可能性のあるものは、子どもの周辺にはおかないように注意する。

　視覚や聴覚などの感覚の発達では、生後3カ月頃には、周囲の人や物の凝視や、音がする方を見るようになる。これにより、自分を取り巻く世界を認知し始め、しだいに運動機能や人との交流が促されていく。

　また、特定の大人との情緒的なきずなが培われ、愛着関係へ発展する。子どもの生理的な「ほほえみ」から「あやすと笑う」などの社会的なほほえみへ、「単調な泣き方」から抑揚のある「感情を訴える泣き方」へ、さまざまな発声は大人と視線を交わしながらの「喃語」へと、社会的・心理的な意味を持つものへと変わっていく。発達を促すためには、子どもが示すさまざまな行動や欲求に、大人が適切に応答し、積極的に働きかけることが大切である。

(2) 6カ月から

　特定の大人との信頼関係により情緒の安定が図られ、同時に身近な人とそうでない人と区別ができるようになる（人見知り）。身長、体重の増加は目立たなくなってくるが、運動機能の発達が著しい。6カ月頃から、寝返りや腹ばいにすると胸を反らして顔や肩を上げ、上半身の自由

を利かせて遊ぶようになる。全身の動きが活発になり、自分の意思で体を動かせるようになる。座る、はう、立つ、伝い歩きを経て一人歩きへ移行し（粗大運動）、自由に移動できることに喜びや好奇心が旺盛になる。そのため、ベッドからの転落等の事故防止に注意する。

　また、手の動きも、手のひら全体で握る状態から、全ての指で握る状態へ、さらに親指が他の指から独立して異なる働きをする状態を経て、親指と人差し指でつまむ動作へと変わる（微細運動）。運動機能の発達とともに、探索行動も活発化されることで、子どもの視界が広がり、さまざまな刺激を受けながら生活空間を広げていける。

　言葉も学ぶ時期で、自分の意思や欲求を喃語や身ぶりなどで伝えようとする。身近な大人が子どもの気持ちをくみ取り、応答的に関わることが重要で、人の言葉に意味があることが分かり、喃語から言葉へ変化する基盤ができてくる。

　栄養面においては、母乳や調整粉乳だけでは成長に必要な栄養素が不足するため、乳汁栄養から、すりつぶした状態の食べ物を経て、徐々に形のある食べ物を摂取するようになる（離乳食）。この時期は、無理強いさせると、食事の時間が不快な時間となり、食への意欲に影響があるため、食事は楽しい時間として過ごさせることが必要である。また、初めて摂取する食材がアレルギー食材の可能性もあるため、保育施設においては「保育所における食物アレルギー対応ガイドライン」に従って提供する必要がある。特に0歳児の場合は、確定診断に至っていない場合が多く、注意が必要である。

2．1歳児

　身近な人や身の回りの物に、自発的に働きかけていく時期である。一人歩きが1歳3カ月頃にはかなりの率で可能となり、脚力やバランス力が身についてくる。歩行が安定してくると、自由に手を使えるようになり、さまざまな物を手に取り、指先を使いながらつまむ、拾う、引っ張

る、物の出し入れ等をするようになる。また、絵本をめくる、クレヨンなどでなぐり描きをする。これらの活動を通して、物を媒介とした人とのやり取りや取り合いをするようになり、子どもの好奇心や遊びへの意欲が培われていく。さまざまな運動機能の発達や新しい行動の獲得により、環境に働きかける意欲がいっそう高まっていく。

　友達や周囲の人への興味や関心が高まり、人に近づいていこうとしたり、他の子どものしぐさや行動をまねたり、同じ玩具を欲しがる。その中で、物のやり取りや、取り合う姿が見られるとともに、玩具等を実物に見立てるなどの象徴機能が発達し、人や物との関わりが強まっていく。

　環境への働きかけも増えていくため、周囲の大人は、歩行時の転倒、階段からの転落やドアに指を挟むなどの事故防止に努め、安全に遊べる環境を設定する。

　また、大人の言うことが分かるようになり、自分の意思を大人に伝えたいという欲求が高まり、指差し、身ぶり、片言などを盛んに使うようになる。そのため、子どもが指差すものを大人が言葉にし、応答する機会を増やしていくことで、1語文を発するようになっていく。

　1歳から1歳6カ月頃になると、目と手を協応させる力が発達し、食物を目で確かめて、手を伸ばしてつかんで感触を確かめ、口まで運び、食べるようになる。この時期は、離乳食の完成期でもあり、栄養の摂取は、生命の維持、健康維持だけでなく、さまざまな食品に慣れ、食材の味に親しみ、味覚の幅を広げることが大切である。そのためには、自分で食べる意欲を損なわないように、つかめる食材を準備したり、汚れてもよい環境を整えていくとよい。

3．2歳児

　基本的な運動機能が発達する時期で、歩く、走る、跳ぶ等、体を思うように動かすことができるようになり、行動範囲を拡大させていく時期である。指先の機能の発達によって、食事や衣服の着脱、排泄等、身の

回りのことを自分でする意欲に合わせて、本人ができることは褒めて、できない部分は見守りながら援助していく必要がある。

　語彙も増加し、「わんわん、きた」などの2語文も話せるようになる。自分の意思や欲求を言葉で表出するようになり、自己主張することが多くなる。自分の主張が通らないと、かんしゃくを起こすようになるため、大人は子どもの自我の育ちを積極的に受け止めることが重要である。子どもは、大人との関わりから少しずつ感情を静め、気持ちを立て直していくことができる。また、ままごとなどの簡単なごっこ遊びをするようになり、イメージを膨らませることで象徴機能が発達し、身近な大人や子どもとのやり取りが増えていく。大人が少しでも子どもの気持ちに寄り添い、いっしょにイメージを膨らませるように関わっていくことが大切である。

4．3歳児

　身体動作のコントロールが可能となることで、食事、排泄、衣類の着脱等の基本的生活習慣が形成される。自分の意思で生活を繰り広げられることで自信がつき、意図を持って行動することや、主体性や自分の生活を律していくことにつながっていく。

　話し言葉の基礎ができ、盛んに「どうして」といった質問をするなど知的興味や関心が高まっていく。また、絵本等の簡単なストーリーも分かるようになるため、さまざまな子どもの疑問に対して、大人が子どもの理解に合わせて説明することで、言葉のやり取りが頻繁となり、表現力も豊かになる。また、物事に対する予想や意図、期待を持って行動できるようになる。さらに、「私」「僕」と表現するなど、自我がはっきりし、自己に対する認識だけでなく、身近な大人や友達が生活上必要な人であることや、関わり方等が理解できるようになる。

　象徴機能や観察力、想像力を発揮し、大人の行動や日常生活で経験したこと、絵本に登場する人物や動物と自分を同化して考え、想像を膨ら

ませながら、ごっこ遊びで再現するようになる。遊びは、同じ遊びをそれぞれの子どもが楽しむ「平行遊び」であるが、遊具の取り合いからけんかになることがある。大人の介入によって、少しずつ友達と分け合うことや、順番、決まりを守ることを覚え始める。

5．4歳児

　全身のバランスをとる能力が発達し、片足跳びやスキップ、階段を交互に足を出して降りられるようになる等、体の動きが巧みになる。手先も器用になり、ひも結びやはさみを扱えるようになる。身近な自然環境（水、砂、土、草花、虫、樹木等）に興味を示し、積極的に関わりながら、物や動植物の特性を知り、関わり方や遊び方を体得する。そのため、大人は、子どもの活発な行動を見守り、安全に多くの体験が行えるよう支援していくことが必要である。

　また想像力が広がる時期であり、物語をつくることや、友達とイメージを共有してごっこ遊びをするようになる。これらの遊びを通して、目的を持って行動するようになる。

　友達やきょうだい等の関わりの中から、自己主張と思いどおりにならないつらさの葛藤を経験し、少しずつ自分の気持ちを抑制し、我慢ができるようになってくる。言語発達の面でも、経験を話せるようになるため、子どもが気持ちを語ることで、周りの大人に共感され、励まされる機会となる。これらの体験が、友達や身近な人の気持ちを理解し、自己を十分に発揮すること、他者と協調して生活していくことを学び始める。遊びの機会を通して、子どもどうしの主張のぶつけ合いや、互いに合意していく経験をさせていくことが、子どもの社会性や自己肯定感、他者を受け入れるという感情を育むうえで大切である。

6．5歳児

　生活に必要な行動が一人でほとんどできるようになり、基本的な生活

習慣が身につく時期である。運動機能では、大人が行う動きのほとんどができるようになり、縄跳びやボール遊び等のような体全体を協応させた複雑な運動が可能となってくる。仲間との運動遊びを通して活発に体を動かし、運動機能はさらに高まり、自ら挑戦する姿勢が、自主性や自立性を育てる機会となる。手先の器用さも増し、小さなものをつまむ、ひもを結ぶ、雑巾を絞るといった動作もできるようになる。

言葉の発達とともに、友達と共通のイメージを持って遊べるようになり、目的に向かって集団で行動することが増え、役割を果たすことや、決まりを守ることの大切さを理解していく。また、自分なりに思考し判断する力や、納得できないことに反発し批判する、けんかを自ら解決する等、思考力が芽生えてくる。言葉による伝達や対話が増大し、自分の思いや考えを伝える力、相手の話を聞く力を身につけ、社会生活に必要な基本的な力が培われていく。

子どもはしだいに仲間が必要であることを実感し、仲間の中の一人としての自覚が生まれ、進んで大人の手伝いや、年下の子どもの世話をするようになる。こうした経験の中で、相手の心や立場を気遣っていく感受性を持つようになっていくため、ルールのある集団での遊びを取り入れていくとよい。

7．6歳児

全身運動が滑らかで巧みになり（全力で走る、跳躍する等）、さまざまな運動に挑戦し、達成感や自信を持つようになる時期である。手の動きも細かな動作ができ、さまざまな材料や用具を用いて工夫し表現できるようになる。

友達との関わりも変化し、協同遊びやごっこ遊びを通して、仲間の意思を大切にしながら、役割の分担が生まれ、遊びの楽しさを友達との間で共有するようになる。さらに、仲間と知識を総動員しながら創意工夫する主体的・自主的な姿勢や自由な発想が育っていく。友達の主張に耳

を傾け、共感したり意見を言い合い、自分の主張を一歩譲って仲間と協調したり、意見を調整しながら仲間の中で合意を得ていくといった経験を積んでいく。この経験から、自分自身の内面への思考が進み、自意識が高まっていくことができ、社会生活を営むうえで大切な自主性と協調性の姿勢や態度を身につけていくことになる。そのため、友達との関わりの中で、それぞれの言動をよく聞き、意見を述べる機会を持たせることが大切である。さまざまな経験や対人関係の広がりから自立心が高まっていくことで、就学への意欲や期待につながっていくようになる。

　また、言語の獲得については、文字への興味もわき、音と文字との関連が分かってくるようになる。かるた作り等を取り入れ、言葉を文字で表現し伝えることに対して意欲が持てる環境を設定するとよい。

第2節　家族支援

　近年の少子化、核家族化や地域とのつながりの希薄化は、子育ての孤立、不安感や負担感を増大しつつある。社会全体で子育てを支援する取り組みが必要となり、子どもや子育て家庭の状況に応じた子ども・子育て支援を提供する新システムの構築が求められるようになった。2012年8月、子ども・子育て関連3法（①子ども・子育て支援法案、②総合こども園法案、③関係法案の関係整備法案）が制定された。趣旨は、全ての子どもの良質な生育環境を保障し、子ども・子育て家庭を社会全体で支援することを目的としており、幼保一体化や保育の量的拡充、家庭における養育支援の充実が図られることになった。

　この法案の一環として、地域子ども・子育て支援事業である地域子育て支援拠点事業（2014年施行）が施行された。これは、市町村が地域の実情に応じて実施する事業であり、公共施設や保育所、児童館等の地域の身近な場所で、乳幼児のいる子育て中の親子の交流や育児相談、情報提

供等を実施する。そして、NPO法人、民間事業者等への委託を含めて地域で支え合い、子育て中の当事者による支え合いによって、地域の子育て力を向上させることである。事業内容としては、以下の4点である。

①子育て親子の交流の場の提供と交流の促進
②子育て等に関する相談・援助の実施
③地域の子育て関連情報の提供
④子育ておよび子育て支援に関する講習等の実施

子育て家庭が、さまざまな形態の支援を受けられるシステムになった。保育に当たる職員は、各専門職の特性を生かして保護者支援を行うことが重要である。

1．保育士の保護者支援

保育士は、児童福祉法（2003年）第18条の4に「専門的知識及び技術をもって、児童の保育及び児童の保護者に対する保育に関する指導を行うことを業とする者」と定められている。また、保育所保育指針（2008年3月告示）には、第6章「保護者に対する支援」の項目があり、保護者に対する支援が述べられている。保育士は、保育のみならず、保護者に対する保育指導（保護者が安定した親子関係や養育力が向上できるように、子育てに関する問題や課題に対して、保護者の思いを理解し、相談、助言、行動見本の提示等の援助を行うこと）の専門職として位置づけられている。

2．保育所での保護者支援

保育所での保護者支援は、2つの役割を持つ。
①入所している子どもの保護者に対する支援
②保育所を利用していない子育て家庭も含めた地域での子育て支援

保護者等の支援をするに当たり、保育所ならではの機能や特性を最大限に生かし、家族の地域からの孤立や、子育てに関する不安・悩みを最小限にするための支援が必要である。

(1) 保育所の子育て支援の機能と特性

保育所では、子育て支援をする際に、以下5点の機能と特性があるため、このような環境を生かして進めていくことが必要とされている。

① 日々、子どもが通い、継続的に子どもの発達援助を行うことができること。
② 送迎時を中心として、日々保護者と接触があること。
③ 保育所保育の専門職である保育士をはじめとして各種専門職が配置されていること。
④ 災害時などを含め、子どもの生命・生活を守り、保護者の就労と自己実現を支える社会的使命を有していること。
⑤ 公的施設として、さまざまな社会資源との連携や協力が可能なこと。

(2) 保育所での保護者支援の基本

保育所で保護者を支援する際には、保育所保育指針に以下の7つのポイントが挙げられている。

① 子どもの最善の利益
② 保護者との共感
③ 保育所の特性を生かした支援
④ 保護者の養育力の向上への寄与
⑤ 相談・助言におけるソーシャルワークの機能
⑥ プライバシー保護と秘密保持
⑦ 地域の関係機関等との連携と協力

【演習課題1】 7つのポイントが具体的にどのような内容なのか、調べてみよう。

3．入所児の保護者に対する支援

入所児の保護者に対しての支援は、保育所保育指針には以下の6点が

挙げられている。
(1) 子どもの保育との密接な関連の中で、子どもの送迎時の対応、相談や助言、連絡や通信、会合や行事など様々な機会を活用して行うこと。
(2) 保護者に対し、保育所における子どもの様子や日々の保育の意図などを説明し、保護者との相互理解を図るよう努めること。
(3) 保護者の仕事と子育ての両立等を支援するため、通常の保育に加えて、保育時間の延長、休日、夜間の保育、病児・病後児に対する保育など多様な保育を実施する。
(4) 子どもに障害や発達上の課題が見られる場合には、市町村や関係機関と連携及び協力を図りつつ、保護者に対する個別の支援を行うよう努めること。
(5) 保護者に育児不安等が見られる場合には、保護者の希望に応じて個別の支援を行うよう努めること。
(6) 保護者に不適切な養育等が疑われる場合には、市町村や関係機関と連携し、要保護児童対策地域協議会で検討するなど適切な対応を図る。また、虐待が疑われる場合には、速やかに市町村又は児童相談所に通告し、適切な対応を図ること。

第3節 虐 待

　児童相談所における児童虐待の相談件数は、年々増加傾向にあり、厚生労働省の調査では、2013年度7万3765件と報告されている。また、年齢別では、小学校入学前が43.5％と高い割合を占めている。虐待を早期に発見し介入していくためには、親子関係に近い保育士が、虐待に対する知識を持ち、予防および保護者への支援対策をとることが期待される。
　そして、虐待を発見した際には、子どもの安全確保のために迅速かつ

的確な対応が求められ、関係機関との連携が重要である。

1．虐待とは

虐待は4つに分類される。
(1) 身体的虐待：身体に外傷が生じ、または生じる恐れのある暴行を加える。殴る、蹴る、投げ落とす、激しく揺さぶる、やけどを負わせる等。
(2) 性的虐待：わいせつな行為をすることまたはわいせつな行為をさせること。子どもへの性交、性的暴行、性的行為の強要、教唆など。性器を触るまたは触らせる等の性的暴力、性的行為の強要・教唆等。性器や性交を見せる。ポルノグラフィの被写体などに子どもを強要する。
(3) ネグレクト：心身の正常な発達を妨げるような著しい減食または長時間の放置等の育児の責任放棄・怠慢。
(4) 心理的虐待：言葉による脅し、無視、きょうだい間での差別的扱い。子どもの目の前で家族に対して暴力をふるう等。

> 【演習課題2】 保育所に虐待を疑われる子どもが入園したら、どのような対応をしたらよいか考えてみよう。

2．リスク要因

虐待原因として、健やか親子21検討会報告書（2000年11月）では、以下の4つの要素がそろっていることが述べられている。
① 多くの親は、子ども時代に大人から愛情を受けていなかったこと。
② 生活にストレス（経済不安や夫婦不和や育児負担等）が積み重なった危機的状況にあること。
③ 社会的に孤立化し、援助者がいないこと。
④ 親にとって意に沿わない子（望まぬ妊娠、愛着形成疎外、育てにくい子

など）であること。

虐待を防止するには、上記4つの要素がそろわないように、保護者支援をしていく必要がある。

3．子育て支援サービス

虐待を受けた子どもへの影響は、虐待を受けた期間や態様、年齢や性格等によってさまざまだが、身体的・知的発達面、心理面において、多くの問題が発生する。子どもの健やかな発育を促すために、各自治体で行われている以下の地域における支援を理解し、虐待をしてしまう保護者のリスク要因を防ぐことが大切である。

(1) 経済的支援：市区町村は、各種の経済的支援の受け付け業務を行っている（例：児童手当や児童扶養手当、特別児童扶養手当、母子貸付業務等）。また、市や区では、福祉事務局で生活保護業務も担当している。
(2) 乳児家庭全戸訪問事業（こんにちは赤ちゃん事業）：生後4カ月までの乳児のいる家庭を訪問する事業である。保健師、助産師、保育士、民生・児童委員等が、育児に関する不安や悩みの相談を受け、家庭の養育環境の把握および地域の子育て支援に関する情報を提供していく。
(3) 養育支援訪問事業：養育支援が特に必要な家庭に対して、保健師、助産師、保育士等が訪問し、相談、支援、助言等を行うことで適切な養育の実施を確保するための事業である。保護者の家事負担の軽減と家庭の養育力の向上が図れる。
(4) 子育て短期支援事業（ショートステイ・トワイライトステイ）：市区町村が実施主体となり、保護者の委託を受けて、短期間子どもを乳児院や児童養護施設等で預かる事業である。保護者の養育へのサポート役割が期待されている。保護者の経済的負担があるが、市区町村によっては、低所得者に対して減免措置を設けている。
(5) 一時預かり事業（一時保育）：家庭において保育を受けることが一

時的に困難となった乳幼児を、一時的に預かる事業である。保育所に入所していない子どもでも、短時間および週に数回、保育所等で預かる制度である。保護者の育児負担を減少できる。
(6) 虐待防止意識の啓発－広報活動等：上記サービス以外にも、児童虐待防止推進月間の設置や、オレンジリボンキャンペーン等、多くの子育て支援施策を行っているため、子育て支援の情報を提供できる環境を整えることが、虐待発生予防になる。

【引用・参考文献】

平山宗宏編『子どもの保健と支援』日本小児医事出版社、2011年

厚生省児童家庭局「健やか親子21 検討会報告書（2000年11月）」http://www1.mhlw.go.jp/topics/sukoyaka/tp1117-1_c_18.html

厚生労働省「新保育所指針解説書（平成10年改訂版）」http://www.mhlw.go.jp/bunya/kodomo/hoiku04/pdf/hoiku04b.pdf

厚生労働省「保育所における食物アレルギー対応ガイドライン」2011年3月 http://www.mhlw.go.jp/bunya/kodomo/pdf/hoiku03.pdf

厚生労働省「養育支援訪問事業ガイドライン」 http://www.mhlw.go.jp/bunya/kodomo/kosodate08/03.html

厚生労働省雇用均等・児童家庭局総務課「子ども虐待対応の手引き（平成25年8月改訂版）」 http://www.mhlw.go.jp/seisakunitsuite/bunya/kodomo/kodomo_kosodate/dv/dl/130823-01c.pdf

内閣府・文部科学省・厚生労働省「子ども・子育て関連3法について」 2013年4月 http://www8.cao.go.jp/shoushi/shinseido/law/kodomo3houan/pdf/s-about.pdf

文部科学省「子ども・子育て支援新制度について（幼稚園関係者向け）」 2013年5月 http://www8.cao.go.jp/shoushi/shinseido/law/kodomo3houan/pdf/s-about-shien.pdf

第 7 章

乳児への適切な対応

遠藤　純子

第1節 発達に応じた安全な環境

　乳児期は、大人との基本的な信頼感を心のよりどころとして、興味や関心を持ったものに働きかけようとし、心身の発達とともに徐々にその範囲を広げていく時期である。周囲の環境に主体的に働きかける経験はその後の発達の大きな基盤となっていくが、危険を察知する能力は未熟であることから、周囲の大人の十分な配慮が必要な時期である。発達の時期に応じた環境上の配慮点について、この節では触れていく。

1．首すわりまでの時期

　生後まもない新生児の時期は、自分で頭を持ち上げることは難しく、顔にかぶさったものを自分で取り除くことができないため、窒息への十分な配慮が必要である。柔らかい敷布団に寝かせることは避け、固めのマットレスを使用し、掛布団が顔にかからないようする。縫いぐるみ、タオル等を眠っている乳児の頭の近くには置かない。また、月齢とともに手足をよく動かすようになり、足で蹴りながら少しずつ移動することもあるため、まだ動かないからだいじょうぶと過信せずに、ベビーベッドから離れるときは柵を必ず閉め、転落の危険がないよう注意が必要である。

2．寝返りまでの時期

　生後4カ月頃までに首がすわると、縦抱きされることを喜ぶ、腹ばいにすると周囲を見回しながら機嫌よく遊ぶなど、姿勢の変化や全身の動きを楽しむようになる。しだいに自分の意思で手足を動かせるようになり、手をなめる、少しの間おもちゃを握って遊ぶといったことができるようになる。5カ月ぐらいからは、目の前のものをつかもうと手を伸ば

そうとするなど、自分の意思で体を動かすようになる。そのため、腹ばいで遊ぶときには目を離さない、手の届くところに誤飲の可能性があるものは置かないといった注意が必要である。小さなパーツを含む玩具等は、口に含んだときに外れて誤飲の可能性があるため、保育室内の玩具等の点検をこまめに行う。また、感染症防止のため、一度口に含んだ玩具は他児が使わないよう分けておき、消毒してから使うようにしたい。見つめること、聞くこと、触れること、口に含むこと、嗅ぐこと、五感を使ってさまざまなものに触れようとすることが、運動面の発達を促すことにつながるため、安全面に留意しながら身の回りのものへの興味・関心の芽生えを大切にしていきたい。

3．ハイハイまでの時期

　自分の視界に入ったものに手を伸ばして触ろうとし、前に進もうとずりばいをするようになる。腰が上がるようになり、ハイハイができるようになると、探索範囲が広がり移動も早くなるため、大人が目を離したすきに危険なものを手にすることもある。床に、口に入れて危険のあるものが落ちていないか、手の届くところに危険なものはないか注意しつつ、興味・関心を満たすことのできるような環境を考えていく。

4．一人歩きの時期

　つかまり立ちをするようになると、背の低いテーブル、おもちゃ棚、保育者の足など何でも支えにして立ち上がろうとする。支えとするもののバランスが悪いと支えごと転倒してしまうので、注意が必要である。また、テーブル等につかまって爪先立ちができると、手を伸ばして上に置いてあるものを取ることができるようになる。
　一人歩きが始まった時は、まだバランスを上手にとることが難しく、視線が下には向きにくいため、床に玩具等が落ちたままにしない。靴下をはいていると滑りやすいため、冬でも室内でははだしで十分である。

歩行が始まると、歩くことのできる喜び、周囲に励まされ認められる充実感、見守られている安心感から、更なる探索活動へと気持ちが向いていく。いつでも戻ってきてだいじょうぶだよ、というサインを送りながら、自分の足で歩んでいく姿を支えていきたい。

○誤飲の注意

「誤飲」とは、食べ物・飲み物でないものを飲み込んでしまうことである。興味を持ったものを手で触れ、口に入れて確かめようとするこの時期は、周囲の環境には十分に注意をしなければならない。乳幼児が飲み込めるものの大きさは、直径39mm、奥行きが51mm以下とされている。口に物を入れる時期の乳幼児の手の届く場所には、この大きさよりも小さなものは置くことを避けなければならない。

小児の誤飲で多い上位3項目は、「医薬品・医薬部外品」「タバコ」「プラスチック製品」であり、医薬品・医薬部外品の誤飲報告件数が増加しており[厚生労働省、2015]、保管および管理には細心の注意が必要である。また、タバコの誤飲は1歳前後の乳幼児に集中して見られる。プラスチック製品では、ビニールやプラスチックのスプーンの事例が多い。誤飲しない大きさのものであっても、かみちぎって誤飲する可能性があるので十分な注意が必要である。

誤飲をしたときには、まず何を誤飲したのか原因物質を確認する。場面を見ていない場合には、散らかっている空き箱など周囲の状況から特定する。処置は、誤飲物質によって方法が異なる。口の中に残っているものがあれば取り除き、口をすすいでうがいをするか、濡れガーゼでふき取る。吐物が気管に入るおそれがあるので、無理には吐かせない。石油製品（灯油、マニキュア、除光液、殺虫剤など）、「酸性」または「アルカリ性」と書かれている製品（漂白剤、トイレ用洗浄剤、換気扇用洗浄剤など）、防虫剤等は、吐かせることで症状が悪化する危険性があるため、絶対に吐かせてはならない。容器に「酸性」または「アルカリ性」と書かれている製品、界面活性剤を含んでいる製品（洗濯用洗剤、台所用洗剤、シャンプー、石鹸など）、石灰乾燥剤や除湿剤は、牛乳または水を飲ませる。石油製品・たばこ・防虫剤は、飲ませることで吸収されやすくなるため、何も飲ませ

ないようにする。応急手当が分からないときは、日本中毒センター「中毒110番」に相談するとよい。
■大阪中毒110番（24時間対応）072-727-2499　（情報提供料：無料）
■つくば中毒110番（9時～21時対応）029-852-9999（情報提供料：無料）

【演習課題1】
1．トイレットペーパーの芯を利用して、直径39mm、奥行51mmの筒を作ってみましょう。
2．身の回りのものについて筒を通るかチェックし、他の学生と筒を通るものについて情報交換したうえで、誤飲危険物リストを作成してみましょう。

第2節　保育における乳児の健康管理

　乳児一人ひとりの健康状態を把握するためには、出生後からの発育や発達の状態、家庭での生活の状況について、保護者から情報を得ることが必要である。また乳児の場合、登所時の健康観察、保育中の健康状態については、特にきめ細やかな観察と適切な対処が必要となる。乳児における健康管理の留意点について触れていく。

1．入園前の面接

　入園前には、保護者と個別面接を実施し、それまでの育ちの過程や発達の状況を確認することが望ましい。以下の項目を中心に必要事項を聞く。母子手帳を持参してもらうと、確認がスムーズである。
　・生育歴、医療歴、予防接種の状況
　・発育状況、健康状況
　・食事（ミルクの種類・量・回数、使用している乳首の種類、離乳食の段階、食物アレルギーの有無）

・睡眠（回数・時間、入眠時の癖、眠るときの体勢、物音への敏感さ）
・生活リズム（起床・就寝時間、食事時間、午睡の時間）

　面接での情報を基に、配慮事項を職員間で共有する。未接種の予防接種があれば、可能なものは接種するよう伝える。家庭での生活リズムを尊重していくことが基本となるが、保育所のデイリープログラムを保護者に伝え、入園後の生活と極端に変わらないよう可能な範囲でリズムを整えることができると、子どもの負担が少ない。

　しかしながら、保護者は入園後の新しい生活に不安を抱くものである。家庭での育て方を否定することや、保育所での方法を強制させることで不安をあおることは避けたい。例えば「保育所では哺乳瓶で授乳するので、母乳はやめて哺乳瓶に慣れておいてください」と言われたらどう思うだろうか。保護者の子育てに対する思いを尊重しつつ、乳児が新しい生活に無理なく移行するためにできる配慮は何かを考えるようにしたい。

２．家庭との連携

　保育所で過ごす時間は子どもによって異なるが、目覚めている時間のほとんどを保育所で過ごす子どもも少なくはない。しかし子どもの24時間は連続しており、過ごす場所によって生活が分断されてはならない。

　家庭と保育所での生活がスムーズに流れていくためには、両者の情報共有が大切であり、年齢が低いほど、より細かに情報を共有する必要がある。例えば、登園前、何時に何ccミルクを飲んだのかによって、園での授乳時間や量を考える必要がある。排便の状況、発熱の有無、機嫌、家庭でどのように過ごしていたか、家庭からの情報を踏まえたうえで、一日の配慮を考えていかなければならない。

　乳児の場合は連絡帳に項目を設け、家庭での状況を記入してもらうと聞き漏れがない。受け入れ時に口頭で直接、家庭での様子を聞くことも必要であるが、保護者にとっては朝の忙しい時間帯だということを考慮したうえで、要点を押さえて聞くようにする。また、保育所での状況も

細やかに家庭に伝えていく必要がある。睡眠、排便、ミルク、食事などの情報とともに、体調の変化など受け入れ時と異なる状況があれば必ず伝える。また、園での様子を肯定的に伝えることで、成長の姿を共に喜べるように配慮したい。文面では伝わりにくいこと、誤解が生じてはならない事柄は、直接口頭で伝えるようにする。

3．健康観察のポイント

　乳児は、生後6カ月頃から、母乳から移行した免疫物質の効果が薄れるため、感染症等への注意が必要となる。乳児は体調が悪いときであっても「どこがどうぐあいが悪いのか」を的確に訴えることは難しいため、異変に気づくことのできる知識が必要である。また、異変に気づくためには、一人ひとりの通常の健康状態を把握しておくことが大切である。一日の変化を捉えるためには、受け入れ時の健康観察が重要である。ポイントを把握したうえで健康観察を行うようにする。

(1) 体温

　一人ひとりの平熱について把握しておく。乳児は新陳代謝が活発であり、大人よりも体温は0.5〜1.0℃ほど高めである。授乳後や入浴後、泣いた後などは体温が高くなるため、検温は避ける。眠くなると手足が温かくなるが、これは生理的な現状であるため、心配する必要はない。

　登園時には体温をチェックする。平熱よりも高い場合には、定期的に検温・記録し、熱が上昇するようであれば早めに保護者に連絡をとる。発熱の際には、発疹の有無、便の状態、食欲などもチェックし、感染症の疑いがあれば他児への感染防止に配慮する。機嫌が悪くぐったりしている、水分がとれないといった状態であれば受診の必要があるため、早急に保護者に連絡をとり対処する。

(2) 便の状態

　月齢、離乳食の段階、母乳か人工乳などによって便の状態は異なる。母乳育児の場合、便が柔らかいが、離乳食が進むにつれ、便の形が出てくる。1日数回出る子もいれば、数日に1回の子もおり、回数には個人差がある。通常の状態がどうであるかを把握していることが、健康であるかどうかを判断するうえで重要である。水様便、通常と異なる色（白色便、黒っぽい便）、臭いが強い、回数が多いなどの場合は注意が必要である。他児への感染を考え、便の処理、オムツ交換台のマットの交換、保育者の手指消毒等、ふだん以上に注意する。

　下痢の場合はお尻がただれやすいため、こまめにおむつ交換をする。お尻が赤くなっている場合には、拭き取ると皮膚に負担がかかるため、シャワーできれいに洗い流すようにする。

(3) 皮膚状態

　登園受け入れ時には、おむつ替えを行うとともに皮膚状態について全身の状態を確認する。その際、おむつかぶれや発疹等があれば、保護者にも確認してもらう。発疹の場合、経過を見て感染症の疑いがある場合には保護者に連絡する旨を登園時に伝えておくとよい。発疹の形、身体のどの部位から出始めたか、時間の経過による変化などを、他の症状がないか全身の状態とともに観察、記録する。

【演習課題2】
1. 入園前面接で、乳児の保護者に確認すべき項目のリストを作ってみましょう。作成したリストを他の学生と比べ、内容を検討しましょう。
2. 乳児における登園時の健康観察のポイント（保護者に聞く事柄、観察すべき乳児の状態）についてリストを作ってみましょう。短時間で聞き取りや観察ができるよう、学生どうしで保育者役・保護者役になり、赤ちゃん人形を用いてロールプレイをしてみましょう。

第3節 基本的生活習慣の援助と配慮点
～丁寧な関わりの中で～

1．着脱・清潔——子どもとの協働という意識をもって

　乳児期における着脱やおむつ替えは、保育者が全面的あるいはほとんどの部分を行うが、ただ単に「着替えさせる」「おむつを替える」のではなく、コミュニケーションの場として「きれいにしようね」と目を見てこれからすることを伝えるようにしたい。また「汚れちゃったね、気持ち悪かったね」と不快感を代弁し、「じゃあ、袖を通すね」と方法を伝える。こうした一つ一つの言葉の中にも「ねらい」をもって「子どもに何を感じてほしいか、何を育てたいか」と意図をもって関わることが、保育者の専門性なのではないだろうか。まだ分からないから、と何も伝えないのではなく、一人の人間として尊重される経験を重ねることで、子どもは大切に育てられていると感じることができる。また、状況に言葉を添えられることで「心地よい」「不快だ」という情動の理解につながる。「袖を通すね」「お尻上げるよ」と日々伝えていくことで、何カ月後かには、いっしょに手足を動かして着脱を保育者と「いっしょにしよう」とする姿につながる。一対一での関わりが確保できる時期であるからこそ、たとえ忙しい場合であっても、子どもと接するときに「丁寧さ」を心がけていきたい。

　食事前に手を拭くときも「ごはん食べるから手をきれいにしようね」「まず左手をきれいにしようね」「今度は右手ね」と毎日同じ手順を伝えることで、左右といった細かなことも習慣づいていく。鼻水が出たときには、「お鼻きれいにしようか」「きれいにしてもいい？」と言葉を添えてから拭くようにする。何も言わずに拭き取る、嫌がる子をつかまえて

拭き取る、ということを繰り返すと不快な経験と認識されてしまう。拭いた後には「きれいになったね」「さっぱりしたね」と言葉を添え、心地よさを感じられるようにしたい。まだ鼻水をかむことは難しいが、保育者が鼻水をかむときに「フンするね」と見せて方法を伝えていく。

２．授乳・離乳食

　授乳は、乳児にとっては栄養摂取の意味だけでなく、保育者と一対一で関わる大切な場である。保育者の腕に抱かれてぬくもりを感じながらの授乳のひとときは、安心や心地よさを感じる時であってほしい。そのためには、保育者自身がいすに座るなど負担のかからない体勢でゆったりと授乳できる環境が望ましい。授乳時は、乳児の頭を利き腕と反対側の腕に乗せ、膝の上に抱く。夏場は汗をかくため、保育者の腕と乳児の頭の間にガーゼを敷くとよい。乳児の目を見つめながら、「おいしいね」「上手ね」と優しく話しかけ、コミュニケーションをとるようにするとともに、他児の動きに必要以上に気を取られないよう、他の保育者との連携も必要である。乳首を通して空気が入らないよう、乳首の面にミルクが接しているか注意をする。授乳後は、少し前かがみの縦抱きにして、背中を軽くたたくか、下から上にさすって排気をする。排気をさせずに横にさせると、胃内空気が出にくく、吐乳のおそれがあるので必ず排気をする。

　離乳食開始は５〜６カ月頃が目安であるが、月齢だけでなく、よだれが目立つようになる、大人の食事に興味を示す等のサインを見て開始時期を考える。よだれが出るのは消化・吸収の働きが発達した証拠である。

　離乳開始後は「１日１回１さじずつ」のルールの下でアレルギー発生の少ない米がゆから始め、野菜、豆腐や白身魚などのタンパク源と徐々に食品の種類を増やしていく。初めて食べる食品のときは、便の性状・嘔吐の有無・皮膚状態など異変がないか観察が必要である。その日に食べた食品の種類・量などは家庭に伝え、連携をとるようにする。

○食物アレルギー

　食物アレルギーの中で発症数の多いものは、卵・牛乳・小麦・大豆・そば・落花生・エビ・カニ・キウイ・バナナなどがある。食物アレルギーのある保育園児は4.9%であり、特に乳児に多く、幼児期以降は年齢別割合が低下していく［厚生労働省、2011］。食物アレルギーによる食物の除去については、主治医・保護者と相談のうえで対応をするようにする。

○アナフィラキシーショック

　アレルギー反応の中でも、極めて短時間に、呼吸困難や血圧の低下など生命に関わるような重篤な症状の場合をアナフィラキシーショックと呼ぶ。食物アレルギーの10%程度がアナフィラキシーショックを引き起こす危険性があり［厚生労働省、2011］、慎重な対応が必要である。意識障害などが見られた場合には、足を頭より高く上げた体位で寝かせ、嘔吐に備え、顔を横向きにする。必要に応じて一次救命措置を行い、医療機関への搬送をする。エピペン(エピネフリン〔アドレナリン〕)を園で預かっている場合には、使用方法についてあらかじめ周知しておく。

3．睡　眠

　入園後まもなくは、家庭環境によって生活リズムがさまざまである。睡眠は個人差も大きい。保育所のリズムに無理に合わせていくのではなく、一人ひとりの「遊ぶ・食べる・寝る」を充実させていくことを第一に考えていく。保育者との信頼関係が構築されていき、遊びの時間に機嫌よく充実した活動ができるようになると、おなかがすいてたくさん食べる（飲む）ことができ、空腹が満たされると自然と眠くなるものである。十分に睡眠がとれると、目覚めた後は機嫌よく遊びに入っていくことができる。この「遊・食・眠」のサイクルの充実を考えることが大切である。

　生後数カ月は眠りたいだけ眠り、目覚めては授乳を受け、満腹になるとまた眠るといったリズムで過ごすが、しだいに目覚めて機嫌よく遊ぶ

ことのできる時間が長くなっていく。個人差もあるが、4カ月過ぎには、保育所での睡眠は午前寝1回、午睡1回、長時間保育の子は夕寝1回のリズムができてくる。機嫌よく過ごせる時間が増えてきたのを見て、1歳になる頃までに徐々に午前寝の時間を短くし、午睡でたっぷりと眠れるようにリズムを整えていく。午前寝が20分の時期ならば、9時半から眠ったら9時50分に起こすというように調整し、徐々に30分から25分、20分、と5分単位で時間を減らしていく。午前寝をやめるかどうかは、昼食時に機嫌よく食事をとれるかがポイントである。昼食時に眠くなってしまい、機嫌よく食べられないのであれば午前寝が必要である。家庭での起床時間や登園時間によって異なるが、1歳頃までには、午前寝が10分ないしは15分程度となり、午前寝なしでも機嫌よく食事をとれるようになっていく。乳児一人ひとりの24時間の生活を踏まえつつ、無理のない形でリズムを整えていきたい。

　眠る前にはおむつ替えをする。乳児によって、抱っこやおんぶで安心して眠りに就く場合、布団に横になって軽くトントンすると眠くなる場合などさまざまであるため、一人ひとりに合った方法をとっていく。乳児が保育者の抱っこ等を求めるときは応えてよい。一対一の関わりが大切な時期だからこそ、甘えたい気持ちには十分に応え、安心感や他者（この時期は特定の保育者）への信頼感を築くことを第一に考えたい。保育者との信頼関係が深まると、保育者の見守りの下で安心して眠るようになっていく。また、活動が充実したものとなり、昼食を満足した気持ちで食べることができるようになると、疲れと満腹感で自然と眠りを欲するようになっていく。

○睡眠時の環境

　室温は夏期26～28℃、冬期20～23℃を目安にし、外気温との差は5℃以内になるようにし、エアコンや扇風機の風が直接当たらないよう注意する。湿度は60％前後が目安で、乾燥する時期は加湿器を使用する。

○乳幼児突然死症候群（SIDS: Sudden Infant Death Syndrome）

　厚生労働省はSIDSの定義として、「それまでの健康状態および既往歴からその死が予測できず、しかも死亡状況調査および解剖検査によってもその原因が同定されない、原則として1歳未満の児に突然の死をもたらした症候群」としている［厚生労働省、2005］。日本での発症頻度はおよそ出生4000人に1人と推定され、生後2カ月から6カ月に多く、まれに1歳以上で発症することもある。SIDSのリスク因子としては、「両親の喫煙」「人工栄養」「うつぶせ寝」の3点が指摘されており、うつぶせ寝にして放置することは避けなければならない［厚生省、1998］。特に6カ月未満の場合はSIDSチェック表を活用し、呼吸の状態をきめ細やかに観察し、5分間隔で記録に残すようにする。

【引用・参考文献】

厚生省「乳幼児死亡の防止に関する研究」『厚生省心身障害研究平成9年度研究報告書』1998年

厚生労働省「乳幼児突然死症候群（SIDS）に関するガイドライン」2005年

厚生労働省『保育所保育指針解説書』フレーベル館、2008年

厚生労働省「保育所におけるアレルギー対応ガイドライン」2011年

厚生労働省「平成25年度家庭用品等に係る健康被害病院モニター報告」2015年

第8章

感染症の予防と支援

糸井志津乃

第1節 感染症とは

　感染症とは、病原体（ウィルスや細菌など）が宿主（人や動物など）の体内に侵入して増殖（感染）し、その結果、さまざまな症状が現れた状態をいう。

　感染症が発生するには、原因となる病原体があり（感染源）、病原体が宿主に伝播され（感染経路）、宿主に感受性が存在する（予防するための免疫が弱く、感染した場合に発症する）。これら病原体、感染経路、宿主の感受性の3大要因の1つでも阻止することで、流行が最小限になることを理解し、子どもたちの感染症対策に取り組むことが大切である。

　子どもは、特に乳幼児では、母親からの母体を経由してもらい受けた免疫が消失するため、感染症にかかりやすく、また同時にさまざまな病原体を受けながら免疫を獲得していく。しかし、病気にかかると脱水を起こして重症化しやすいため注意が必要である。さらに、保育所での発生や蔓延が周辺地域への流行にも影響するため、予防や感染拡大の対策が重要である。

1．感染経路

　感染症には、以下の5つの感染経路がある。
(1) 飛沫感染：感染者が咳やくしゃみ、会話の際に、病原体が含まれる飛沫（しぶき）が飛び散る範囲（1～2m）にいる人が吸い込むことで感染する。
(2) 空気感染：感染者が、咳やくしゃみ、会話の際に、病原体が含まれる飛沫（しぶき）が乾燥し、核となっている病原体が空気の流れで浮遊して拡散する。そのため、密閉された室内では、遠くにいる人も感染する。

(3) 接触感染：汚染された物（ドアノブ、手すり、玩具、遊具等）や感染している人に触れること（抱っこ、握手、キス等）で感染する。感染の仕方は、病原体の付着した手で口や鼻、眼などに触ること、あるいは、子どもなどは玩具等をなめることで体内に入る。

(4) 経口感染（糞口感染）：病原体が含まれている食品等の摂取や、便中に排泄される病原体が、便器やトイレのドアノブを触った手から消化管に侵入し感染する。

(5) 血液・体液感染：通常の生活では起こらず、濃厚な暴露（性行為、針刺し事故等）があった場合に見られる。ただし、幼少時では接触が濃厚であり、けがや皮膚に湿疹などができていたりすることから、種々の血液や体液を介した感染が起こりうる。

２．感染経路と主な感染症

感染経路と主な感染症を図表1に示した。感染症の中には、麻疹（はしか）のように、飛沫感染、空気感染、接触感染と3つの感染経路で感染するものがある。

図表1 感染経路と主な感染症

感染経路	主な感染症
飛沫感染	麻疹（はしか）、水痘（みずぼうそう）、風疹（三日ばしか）、流行性耳下腺炎（おたふくかぜ）、手足口病、インフルエンザ、百日咳、溶連菌性咽頭炎、RSウイルス感染症
	マイコプラズマ、重症急性呼吸器症候群（SARS）、肺炎、球菌肺炎
空気感染	麻疹（はしか）、水痘（みずぼうそう）、結核
接触感染	風疹（三日ばしか）、流行性耳下腺炎（おたふくかぜ）、手足口病、インフルエンザ、百日咳、溶連菌性咽頭炎、RSウイルス感染症
	麻疹（はしか）、水痘（みずぼうそう）
	ロタウイルス感染症、ノロウイルス、腸管出血性大腸菌感染症（O-157,O-26等）、サルモネラ、赤痢
	咽頭結膜熱（プール熱）、MRSA、セラチア、ヘルパンギーナ
経口感染	ロタウイルス感染症、ノロウイルス、腸管出血性大腸菌感染症（O-157,O-26等）、サルモネラ、カンピロバクター、赤痢

（筆者作成）

3．感染症の種類と出席停止期間

「学校保健安全法」(1958年法律第56条) は、感染症の拡大防止予防のために、疾患を症状の重さなどで分類し、それぞれ出席停止期間を定めている (**図表2**)。保育所の感染症の拡大防止においては、学校保健安全法に準拠し、登園のめやすにしている。

(1) 第一種感染症：感染症法（正式名称：感染症の予防及び感染症の患者に対する医療に関する法律）の一類感染症および二類感染症（結核を除く）であり、感染力や罹患した（疾患にかかった）場合に重篤な状態になる危険性がある感染症である。
(2) 第二種感染症：空気感染または飛沫感染するもので、流行が広がる可能性の高い感染症である。
(3) 第三種感染症：学校教育活動を通じて、流行が広がる可能性のある感染症である。

図表2　出席停止期間の基準

疾患名	出席停止期間の基準
第一種感染症 エボラ出血熱、クリミア・コンゴ出血熱、痘そう、南米出血熱、ペスト、マールブルグ病、ラッサ熱、急性灰白髄炎、ジフテリア、重症急性呼吸器症候群（病原体がSARSコロナウイルスであるものに限る）、鳥インフルエンザ（病原体がインフルエンザウイルスA属インフルエンザAウイルスであってその血清亜型がH5N1であるものに限る）	治癒するまで
第二種感染症 インフルエンザ（鳥インフルエンザ（H5N1）を除く）、百日咳、麻疹（はしか）、流行性耳下腺炎（おたふくかぜ）、風疹（三日ばしか）、水痘（みずぼうそう）、咽頭結膜熱（プール熱）、結核、髄膜炎菌性髄膜炎	感染症ごとに個別に定められる
第三種感染症 コレラ、細菌性赤痢、腸管出血性大腸菌感染症、腸チフス、パラチフス、流行性角結膜炎、急性出血性結膜炎、その他の感染症	症状により学校医その他の医師において感染のおそれがないと認めるまで

(筆者作成)

第2節 予防対策

1．感染経路別予防

(1) 飛沫感染：感染の疑いのある人はマスクを装着する。または、以下の「せきエチケット」を行う。子どもにも、理解に合わせて教えることで、年長には習慣的にできるようになる。

＜せきエチケット＞
・せきやくしゃみを人に向けて発しないようにする
・せきが出るときは、できるだけはマスクをする
・マスクがなくてせきやくしゃみが出そうになった場合は、ハンカチ、ティッシュ、タオル等で口を覆う。
・素手でせきやくしゃみを受け止めた場合は、すぐに手を洗う。

(2) 空気感染：「麻疹」「水痘」の感染者と同じ室内にいた場合は、短時間でも既に感染している可能性が高いため、事前にワクチンの接種を受けておくことが必要である。また、感染の疑いのある子どもがいた場合は、他の子どもとの部屋を別にして（隔離）、感染を最小限にする。

(3) 接触感染：以下の手洗いの方法で手指衛生を行う。石鹸は、固形石鹸より1回ずつ個別に使用できる液体石鹸がよい。容器の中身を詰め替える際は、病原体が繁殖している可能性のある残った石鹸は捨て、容器をよく洗い、乾燥させてから、新たな石鹸液を詰めることが望ましい。

　また、手洗い後は、消毒用アルコールを使用するとよい。日常の環境整備として、ドアノブや手すり、玩具を1日1回消毒用アルコールを含ませた脱脂綿やウェットティッシュで拭き自然乾燥させ、消毒を行う。

3歳くらいの子どもから手洗いの必要性や方法を紙芝居や実践を交えて教えることで、自分の意思で習慣化できるようになる。食事の前や遊びの後には、手を洗うように促し、不十分な手洗いは援助しながら指導する。

【演習課題】　手洗いを実践してみよう。

＜手洗いの方法＞
①液体石鹸を泡立てて、手のひらをよくこする。
②手の甲を伸ばすようにこする。
③指先、爪の間を念入りにこする。
④両指を合体し、指の間を洗う。
⑤親指を反対の手でにぎり、ねじり洗いをする。
⑥手首も洗った後で、最後によくすすぎ、その後よく乾燥させる。
⑦手を拭くのは布タオルではなくペーパータオルが望ましい。布タオルを使用する場合は、個別のものを用意し共用を避ける。

(4) 経口感染：食材を衛生的に取り扱い、適切な温度で保管し管理する。人の血液や喀痰、尿、糞便等に触れるときは、使い捨て手袋を着用する。吐物や下痢の場合は、できればマスク、ゴーグルを装着し、ペーパータオルや使い古した布で拭き取る。拭き取ったものはビニール袋に二重に入れて密封し破棄する。便や吐物の付着した箇所は塩素系消毒液200ppm程度（漂白剤を約200倍に希釈）で消毒する。消毒剤の噴霧は病原体が舞い上がり、感染の機会を増やすため行わない。手袋を外した後は、流水や石鹸で手洗いを行う。

(5) 血液・体液感染：鼻出血や傷口に触れる場合は、使い捨て手袋を使用し、終了後は手洗いを行う。血液が付着したものは、手袋を着用してペーパータオルで血液が見えなくなるまで拭き取り、10倍希釈の漂白剤などに30秒〜2分浸した後、乾燥させる。唾液などの付着した玩具は、そのつど洗浄、乾燥する。肝炎ウィルスの感染は、50倍希釈の

漂白剤に10分程浸して洗浄すればよい。

2．その他

(1) 清掃：水拭きで床、壁、ドアなどを行い、ドアノブ、手すり、ボタン、スイッチなどは、水拭きした後、1日1回の消毒（アルコール類でよい）が望ましい。
(2) プール：プールの水質基準である 0.1-1.0ppm の塩素濃度を守る。子どもたちがプールに入る前には体をよく洗い、プール後は、うがいをさせて、シャワーで体を洗う。
(3) 予防接種
　①子どもたちの予防接種
　　予防接種には、予防接種法に定められた定期接種（決められた疾患とワクチン）、および法律によらない任意接種の2種類がある。乳児は、感染症にかかると全身状態が重篤になるため、対象年齢に応じてワクチンを接種することが重要である。予防接種を受けるには、予防接種実施上の留意点（接種不適応者と接種要注意者とその対応）があり、重篤な副反応を起こさないため、十分な医師の問診を受ける必要がある。
　②職員の予防接種
　　子どもと関わる職員においても、ワクチンを受け、子どもたちへの感染伝播を予防する。保育施設での職員は、子どものけが等で血液に触れる機会も多いことから、血液からの感染であるB型肝炎ワクチンも接種することが望ましい。
　③予防接種歴・罹患歴記録と保管
　　子どもたちの予防接種歴および罹患歴は、母子手帳の確認で把握できるが、入所時の記録だけでなく、定期的（毎月）に保護者への確認を行い、記録の更新が必要である。接種対象年齢で接種していないワクチンがある場合、保護者に説明できるように事前に嘱託医との相談をしておくとよい。

第3節 主な感染症

　ここでは、保育所での主な感染症の特徴を記載し（[日本小児感染症学会編、2012] を基に加筆・修正）、登園のめやすは**図表３**（111 ページ）に示した。

《麻疹（はしか）》
　原因：麻疹ウィルス。潜伏期間は、主に 8～12 日（7～18日）で、発熱出現 1～2 日前から発疹出現 4 日目頃まで感染期間である。好発年齢は、乳児期後半から幼児期に多い。最近では高校生も発症する。
　症状：臨床的に、カタル期、発疹期、回復期に分けられる。①カタル期＝38度以上の高熱、咳、鼻汁、結膜充血、目やにが見られる。熱が一時下がる頃、コプリック斑と呼ばれる小斑点が頬粘膜に出現する。感染力はこの時期が最も強い。②発疹期＝熱がいったん下がりかけ、再び高熱が出てきたときに赤い発疹が生じて発疹期になる。発疹は耳の後ろから顔面にかけて出始め、身体全体に広がる。赤い発疹が消えた後に褐色の色素沈着が残るのが特徴である。発熱は発疹出現後 3～4 日持続する。③回復期＝解熱し、発疹は出現した順に色素沈着を残して消退する。
　合併症：肺炎、中耳炎、喉頭炎（クループ）、脳炎。脳炎や肺炎を合併すると生命の危険や後遺症の恐れもある。
　治療法：有効な治療薬はなく、対症療法が行われる。
　予防法：2006 年より麻疹風疹（MR）混合生ワクチンとして、1 歳時に第 1 期接種、小学校入学前 1 年間（年長児）に第 2 期定期接種が導入されたが、未接種者も少なくはない。

《風疹（三日ばしか）》
　原因：風疹ウィルス。潜伏期間は、主に16～18日（14～23日）で、発疹出現 7 日前から発疹出現14日目頃（特に発疹出現数日前から 7 日後）までが感染期間である。好発年齢は、流行期は 5～15 歳に多いが、ワクチン接種していない成人が発症することがある。
　症状：発熱と同時にバラ色の発疹が全身に出現し、3～5 日で消える。麻疹のような褐色の色素沈着は残らない。リンパ節の腫れは頸部と耳の後ろの部分に見られ、押すと痛み（圧痛）を伴う。発熱は一般に軽度。
　合併症：血小板減少性紫斑病、急性脳炎。妊婦の感染により、胎児が、耳、

眼、心臓の異常や精神運動発達遅滞を伴う先天性風疹症候群を発症することがある。

治療法：有効な治療薬はなく、対症療法が行われる。

予防法：2006年から麻疹風疹（MR）混合生ワクチンとして、1歳時に第1期接種、小学校入学前1年間（年長児）に第2期定期接種をするようになった。

《水痘（みずぼうそう）》

原因：水痘・帯状疱疹ウィルス。潜伏期間は通常14〜16日であるが、10日未満や21日程度になる場合もある。感染期間は、発疹出現1〜2日前から全ての発疹がかさぶた化（痂皮）するまで。幼児に多い。

症状：発疹は体と首のあたりから顔面に生じやすく、発熱しない例もある。発疹は紅斑、水疱、膿疱、かさぶたの順に変化し、混在する。発疹はかゆみが強く疼痛を訴えることもある。初感染では水痘の症状を示すが、治ったあと、ウィルスが知覚神経節に潜伏し、免疫状態が低下したときに神経の走行に沿って小水疱が生じる帯状疱疹として再発症することがある。

合併症：ときに肺炎、脳炎、肝炎、ライ症候群（急性脳症）など。

治療法：抗ウィルス薬（アシクロビル、バラシクロビル）。

予防法：2014年、1歳以上3歳未満では定期接種となり、任意接種であるが、日本小児科学会は2回の予防接種を推奨している。

《流行性耳下腺炎（おたふくかぜ）》

原因：ムンプスウィルス。潜伏期間は、主に16〜18日（12〜25日）。感染期間は、耳下腺腫脹の1〜2日前から腫脹5日頃までだが、唾液中には、腫脹7日前から腫脹後9日後までウイルスが検出される。好発年齢は、幼児から学童である。

症状：全身の感染症だが耳下腺の腫脹が主症状で、顎下腺も腫れる。腫れは2〜3日でピークに達し、3〜7日間、長くても10日間で消える。痛みを伴い、酸っぱいものを飲食すると強くなる。

合併症：無菌性髄膜炎、難聴、急性脳炎がある。成人になって罹患する場合、精巣炎、卵巣炎になることがあり、不妊の原因となる。

治療法：有効な治療薬はなく、対症療法が行われる。

予防法：任意接種であるが、2回の予防接種を推奨している。

《インフルエンザ（鳥インフルエンザ〔H5N1〕を除く）》

原因：インフルエンザウイルスAソ連型、A香港型、B型、C型（流行することは少ない）、2009年には型A（H1N1）pdm09による世界的流行（パンデミック）が生じた。潜伏期間は、1〜4日（平均2日）感染期間は、発熱1日前から3日目をピークとし、7日目頃まで。低年齢児では長引く。

症状：悪寒、頭痛、高熱（39〜40℃）で発病する。頭痛とともに咳、鼻汁で始

まる場合もある。全身症状は、倦怠感、頭痛、腰痛、筋肉痛などである。呼吸器症状は咽頭痛、鼻汁、鼻づまりが見られる。消化器症状は、嘔吐、下痢、腹痛がある。合併症として、肺炎、脳症、中耳炎、心筋炎、筋炎などがある。脳症を併発した場合は、けいれんや意識障害を来し、死に至る場合や、精神運動遅滞の後遺症を残すことがある。特に乳幼児、高齢者などが重症になりやすい。

　治療法：抗ウィルス薬（オセルタミビル等）を発症48時間以内に投与すると解熱までの期間短縮が期待できる。しかし、10歳代の精神症状との関連がまだ完全に否定されていない。また、解熱剤の投与は、アセトアミノフェンを選択する。

　予防法：飛沫感染として、手洗いなどの一般的な予防法の励行のほか、インフルエンザワクチンの接種が有効である。任意接種だが、生後6カ月から接種可能で、感染予防効果は高くないが、重症化の予防効果がある。特に持病を持つ人への接種が勧められている。また、流行時には臨時休校も流行阻止に有効である。

《RSウィルス感染症》
　原因：RSウィルス。潜伏期間は、主に4～6日（2～8日）。感染期間は3～8日であるが、乳幼児では3～4週間持続することもある。
　症状：発熱、鼻汁、咳嗽、喘鳴。年長児や成人では、軽い風邪症状ですむ場合も多いが、乳児早期に感染した場合は急性細気管支炎となり、呼吸困難から人工呼吸管理を要することもある。
　治療法：対症療法。
　予防法：早産児、先天性心疾患、慢性肺疾患を持つ乳児では、モノクロナール抗体を流行期に月1回筋注することによって発症予防と軽症化が期待できる。

《百日咳》
　原因：百日咳菌。潜伏期間は、主に7～10日（5～21日）。感染期間は、咳が出現してから4週目頃までであり、抗菌薬開始後7日程度で感染力は弱くなる。好発年齢は、乳幼児期が多いが、思春期、成人の発症も増加している。
　症状：コンコンとせき込んだ後、ヒューという笛を吹くような音を立てて息を吸う、特有な咳が特徴で、連続性・発作性の咳が長期にわたって続く。病初期からしつこい咳が特徴で、発熱することはあまりない。年齢が低いほど症状は重く、前述の特徴的な咳が出始め、咳のために眠れず、顔が腫れることもある。回復するのに2～3週間から数カ月もかかることがある。幼児期後半以降にかかった場合では症状は軽くなり、小学生になると咳のしつこい風邪に思われることも少なくない。合併症として、生後3カ月未満の乳児では呼吸ができなくなる発作（無呼吸発作）、肺炎、中耳炎、脳症などの合併症も起こりやす

く、命にかかわることがある。
　治療法：抗菌薬。
　予防法：定期予防接種によって、生後3カ月から90カ月に沈降精製百日せきジフテリア破傷風混合（DPT）ワクチンと不活化ポリオワクチンとの4種混合ワクチンを4回接種する。標準的には生後3カ月〜12カ月に3回接種し、1年から1年半後に1回追加接種する。さらに、11歳以上13歳未満で沈降ジフテリア破傷風（DT）トキソイドの接種が1回、定期接種として行われているが、接種率は60〜70％台であり、十分とは言えない。

《マイコプラズマ感染症》
　原因：肺炎マイコプラズマ。潜伏期間は、主に2〜3週間（1〜4週間）。感染は、症状のある間がピークであり、保菌は数週〜数カ月間持続する。通常、5歳以後で。10〜15歳くらいに好発するが、成人もかかる。
　症状：咳、発熱、頭痛などの風邪症状がゆっくり進行する。特に咳は、徐々に激しくなる。中耳炎・鼓膜炎や発疹などを伴うことがあり、重症例では胸水がたまることがある。
　治療法：抗菌薬。
　予防法：飛沫感染としての一般的な予防を行う。

《咽頭結膜熱（プール熱）》
　原因：アデノウィルス。潜伏期間は2〜14日、感染期間は、ウィルス排出は初期数日が多いが、その後、数カ月排泄が続くこともある。幼児から学童によく発症する。
　症状：高熱（39〜40℃）、咽頭痛、頭痛、食欲不振を訴え、これらの症状が3〜7日間続く。咽頭発赤、頚部・後頭部リンパ節の腫脹と圧痛を認めることもある。眼の症状としては、結膜充血、涙が多くなる、まぶしがる、眼脂（めやに）などである。
　治療法：対症療法。
　予防法：飛沫感染、接触感染として、手洗い、プール前後のシャワーの励行などの一般的な予防法が大切である。プール外でも接触感染が成立している場合も多い。

《流行性角結膜炎》
　原因：主としてアデノウィルス8型。潜伏期間2〜14日。ウィルスの排泄が、初期数日が多いが、数カ月間排泄が続くことがあるため、その期間は感染期間である。
　症状：眼瞼（まぶた）が腫れ、異物感、眼脂（めやに）。角膜に傷が残ると、後遺症として視力障害を残す可能性がある。

治療法：多くは自然軽快する。
予防法：接触感染として、手洗い、タオルなどの共用はしない。

《ヘルパンギーナ》
原因：主にコクサッキーA群ウィルス。潜伏期間は3～6日であり、咳や鼻汁から1～2週間、便から数週～数カ月間ウィルスが排泄されるため、その期間は感染する。好発年齢は、4歳以下の乳幼児に多い。原因になるウィルスが多数あるため、再発する。
症状：突然の発熱（39度以上）、咽頭痛がある。咽頭に赤い発疹が見られ、次に水泡になり、潰瘍へと変化する。夏風邪の代表的な疾患である。
治療法：対症療法。
予防法：飛沫感染、接触感染として一般の予防法を行う。

《手足口病》
原因：主としてコクサッキーウィルスA16型とエンテロウィルス71型、その他、コクサッキーA6、A10型など。
潜伏期間：3～6日、感染期間は、ウィルスは咳や鼻汁から1～2週間、便からは数週から数カ月間排出される。好発年齢は、乳幼児である。
症状：発熱と口の中に痛みを伴う水泡ができ、唾液が増え、手のひら、足底や足背、臀部などに2～3mmの水疱性発疹が出る。発熱はあまり高くはならないことが多く、普通1～3日で解熱する。合併症として、まれに、中枢神経系合併症（髄膜炎、小脳失調症、脳炎等）や心筋炎、神経原性肺水腫、急性弛緩性麻痺などがある。原因のウィルスが、エンテロウィルス71型では、中枢神経系の合併症が発症する可能性が高く、典型的な手足口病の症状がなくとも重症になる場合がある。コクサッキーウィルスA6型では、症状の消失後、1カ月以内に、手足の爪の脱落が伴うこともあるが自然に治癒する。
治療法：対症療法。
予防法：経口（糞口）感染、飛沫感染、接触感染として、一般的な予防方法を励行する。治癒後も、便などから長い期間ウィルスが排泄されるため、おむつ交換時の排泄物を適切に処理する。

《伝染性紅斑（りんご病）》
原因：ヒトパルボウィルスB19。潜伏期間は主に4～14日だが、21日程度になる場合もある。感染期間は、風邪症状が見られて発疹が出現するまで。
症状：特徴として、風邪様症状と引き続き見られる顔の紅斑である。発疹は両側の頬と四肢伸側にレース状、網目状の紅斑が出現する。いったん消失しても再発することもある。
合併症：重症の貧血や妊婦が感染した場合、胎児が胎児水腫という危険な状

態に陥る場合がある。
　治療法：対症療法。
《腸管出血性大腸菌感染症》
　原因：腸管出血性大腸菌（O157などベロ毒素産生性大腸菌）。熱に弱いが、低温条件には強く水の中では長期間生存する。少量の菌の感染でも腸管内で増殖後に発病する。潜伏期間は、ほとんどの大腸菌が主に10時間〜6日、O157：H7は3〜4日（1〜8日）。便中に菌が排泄されている間は感染期間である。ほとんどが15歳以下で発症する。
　症状：無症状の場合もあるが、水様下痢便、腹痛、血便がある。溶血性尿毒症症候群の合併がある場合、乏尿や出血傾向、意識障害の症状が出現するため、速やかに医療機関を受診する。小児と高齢者で重症化しやすい。
　治療法：下痢、腹痛、脱水に対しては水分補給、補液など。また下痢止め薬の使用は毒素排泄を阻害する可能性があるので使用しない。抗菌薬はときに症状を悪化させることもあり、慎重に使うなどの方針が決められている。
　予防法：手洗いの励行、消毒（トイレ等）、および食品の加熱とよく洗うこと。特に子どもには生肉・生レバー摂取は避ける。肉などを食べさせる場合は、中まで火が通り肉汁が透き通るまで調理する。加熱前の生肉などを調理したあとは、必ず手をよく洗う。生肉などの調理に使用したまな板や包丁は、そのまま生で食べる食材（野菜など）の調理に使用しないようにする。調理に使用した箸は、そのまま食べるときに使用しない。

《ノロウイルス感染症》
　原因：ノロウイルス。潜伏期間は12〜48時間。急性期に感染力が強いが、便中に3週間以上排泄されることもあり、その間は感染期間である。乳幼児のみならず、学童、成人にも多く見られ、再感染もまれでない。
　症状：嘔吐と下痢が主症状であり、多くは1〜3日で治るが、脱水を合併する。
　治療法：有効な治療薬はなく、対症療法が行われる。
　予防法：経口（糞口）感染、接触感染、飛沫感染として、一般的な予防法の励行が大切である。

《ロタウイルス感染症》
　原因：ロタウイルス。潜伏期間は1〜3日。感染期間は、急性期が最も感染力が強いが、便中に3週間以上排泄されることもある。乳幼児に好発する。
　症状：嘔吐と下痢が主症状であり、ときに下痢便が白くなることもある。多くは2〜7日で治る。合併症として、脱水、まれにけいれんが群発したり、脳症などを合併することがある。
　治療法：有効な治療薬はなく、対症療法が行われる。

予防法：経口（糞口）感染、接触感染、飛沫感染として、一般的な予防法の励行が大切である。 2011年、日本でも経口生ワクチンが任意予防接種として開始された。

《結核》
原因：結核菌。潜伏期間は2年以内、特に6カ月以内に多いが、初期結核後、数十年たって症状が出現することもある。喀痰の塗抹検査で陽性の間は感染期間である。

初期結核：結核菌が気道に入って、肺に原発巣を示せば初感染が成立し、初期肺結核症といわれる。初期には無症状であるか、症状があっても不定で気づかれないことの多いのが特徴である。一般的な症状は、発熱、咳、疲れやすい、食欲不振、顔色が悪いなど である。

粟粒結核：リンパ節などの病変が進行して菌が血液を介して散布されると感染は全身に及び、肺では粟粒大の多数の小病変が生じる。発熱、咳、呼吸困難、チアノーゼなどが認められる。この病型は、乳幼児に多く見られる重症型である。

二次性肺結核：初感染病巣から他の肺の部分に広がり、病変巣を形成した病型である。思春期以降や成人に多く見られる。倦怠感、微熱、寝汗、咳などの症状が出る。

結核性髄膜炎：結核菌が血行性に脳・脊髄を覆う髄膜に到達して発病する。高熱、頭痛、嘔吐、意識障害、けいれんなどが見られる重症型である。一命をとりとめても後遺症を残す恐れがある。

治療法：抗結核薬を使用するが、近年、薬剤耐性菌が増加している。

予防法：BCGワクチンは、乳児の結核の発症予防、重症化予防になるため、生後12カ月までの定期接種が認められている。しかし、先天性免疫不全の児への接種を回避するためには、生後3カ月以降の接種が、初期結核の予防には生後6カ月までの接種が望ましい。

《髄膜炎菌性髄膜炎》
原因：髄膜炎菌。潜伏期間は、主に4日以内（1～10日）。好発年齢は、3～5カ月と16歳以上の2つのピークがある。

症状：主症状として、発熱、頭痛、嘔吐がある。意識障害、出血斑が生じ、死に至ることもある。聴覚障害、麻痺、てんかん等の後遺症が残る場合がある。

治療法：抗菌薬。

予防法：感染者と、家庭内や保育所、幼稚園で接触、キス、歯ブラシや食事用具の共用による唾液の接触、同じ住居でしばしば寝食を共にした人は、感染者が診断を受けた24時間以内に抗菌薬の予防投与を受ける。

第4節 保育所での連携体制

　保育所保育指針の第5章では、施設長の責任の下、全職員（保育士、栄養士、調理師、看護師等）が、子どもの健康及び安全に関して共通の認

図表3　登園のめやす

感染名	登園のめやす
麻疹（はしか）	解熱した後、3日を経過するまで（病状により感染力が強いと認められたときは長期に及ぶこともある）。
風疹（三日はしか）	発疹が消失するまで。
水痘（みずぼうそう）	すべての発疹が痂疲化するまで。
流行性耳下腺炎（おたふくかぜ）	耳下腺、顎下腺、舌下腺の腫脹が発現してから5日を経過するまで、かつ全身状態が良好になるまで。
インフルエンザ	発症した後、5日を経過し、かつ解熱した後2日を経過するまで（幼児にあっては、3日を経過するまで）。
RSウィルス感染症	重篤な呼吸器症状が消失し全身状態が良いこと。
百日咳	特有の咳が消失するまで、または5日間の適正な抗菌性物質製剤による治療を終了するまで。
マイコプラズマ肺炎	発熱や激しい咳が治まっていること（症状が改善し全身状態が良い）。
咽頭結膜熱（プール熱）	主な症状（発熱、咽頭発赤、目の充血）が消失してから2日を経過するまで。
流行性角結膜炎	感染力が非常に強いため結膜炎の症状が消失後。
ヘルパンギーナ	発熱がなく（解熱後1日以上経過し）、ふだんの食事ができること。
手足口病	発熱がなく（解熱後1日以上経過し）、ふだんの食事ができること。流行の阻止を狙っての登園停止はウィルスの排出期間も長いため現実的ではない。
ノロウィルス感染症	症状のある間が主なウィルス排泄期間のため、下痢、嘔吐症状が消失後。
ロタウィルス感染症	症状のある間が主なウィルス排泄期間のため、下痢、嘔吐症状が消失後。
伝染性紅斑(リンゴ病)	発疹が出現した頃にはすでに感染力は消失している。全身状態が良いこと。
腸管出血性大腸菌感染症	症状が治まり、抗菌薬の治療が終了し、48時間を開けて検便で連続2回、いずれも陰性が確認されるまで。
結核	医師により感染の恐れがないと認めるまで。
髄膜炎菌性髄膜炎	医師により感染の恐れがないと認めるまで。

出典：厚生労働省「2012年改訂版保育所における感染症対策ガイドライン」を基に筆者作成

識を持ち、保護者や地域の関係機関との協力と連携を図りながら組織的に取り組むように述べられている。そのためには、各施設で緊急時の体制および各専門職の役割が発揮でき、連携できるためのマニュアルを作成していくことや、保護者への十分な説明等が重要になる。

【引用・参考文献】
　厚生労働省『保育所保育指針解説書』フレーベル館、2008 年
　日本小児感染症学会編『小児感染症学マニュアル』東京医学社、2012 年

　厚生労働省「2012 年改訂版保育所における感染症対策ガイドライン」
　　　http://www.mhlw.go.jp/bunya/kodomo/pdf/hoiku02.pdf
　厚生労働省「学校において予防すべき感染症の解説」
　　　http://www.mext.go.jp/a_menu/kenko/hoken/_icsFiles/afieldfile/2013/05/15/1334054_01.pdf
　日本小児科学学会「学校、幼稚園、保育所において予防すべき感染症の解説」（2015 年 7 月改訂版）http://www.jpeds.or.jp/uploads/files/yobo_kansensho20150726.pdf

第 **9** 章

個別的配慮を必要とする子どもへの対応

金井　玉奈

第1節 発達障害児への対応

　発達障害者支援法が2005年4月に施行され、長年にわたって福祉の谷間で取り残されていた発達障害者の福祉的援助の道がようやく開かれた。この法律により発達障害は、自閉症、アスペルガー症候群その他の広汎性発達障害、学習障害、注意欠陥多動性障害その他これに類する脳機能障害であって、その症状が通常低年齢において発現するものと定義づけられている（図表1）。先天性の脳機能障害が原因であるのに、それを周囲から理解されにくく、①性格が悪いとか養育環境が悪いからだと誤解されやすい、②個人差が大きい、③対処を誤ると、挑発的態度や反社会的行動などの二次障害を併発しやすい、といった特徴がある。発達しないのではなく、発達の仕方が通常の子どもと異なるだけなので、早期

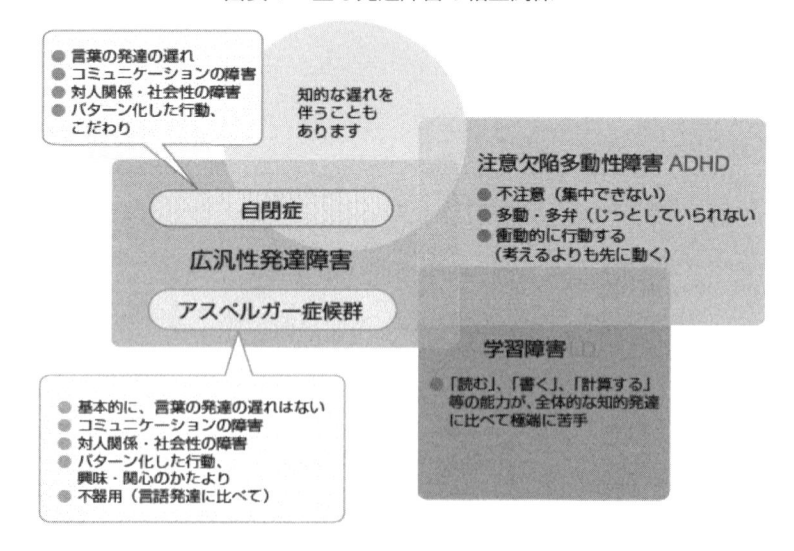

図表1　主な発達障害の相互関係

- 言葉の発達の遅れ
- コミュニケーションの障害
- 対人関係・社会性の障害
- パターン化した行動、こだわり

知的な遅れを伴うこともあります

自閉症

広汎性発達障害

アスペルガー症候群

- 基本的に、言葉の発達の遅れはない
- コミュニケーションの障害
- 対人関係・社会性の障害
- パターン化した行動、興味・関心のかたより
- 不器用（言語発達に比べて）

注意欠陥多動性障害 ADHD
- 不注意（集中できない）
- 多動・多弁（じっとしていられない）
- 衝動的に行動する（考えるよりも先に動く）

学習障害
- 「読む」、「書く」、「計算する」等の能力が、全体的な知的発達に比べて極端に苦手

出典：厚生労働省社会・援護局障害保健福祉部編「発達障害の理解のために」（2008年）を基に作成

発見・早期介入により、障害による不利益を最小限にとどめることができる可能性が高い。

1．広汎性発達障害

(1) 広汎性発達障害とは

　大きく、古典的自閉症（カナータイプ）、高機能自閉症・アスペルガー症候群に分類される。カナー（Kanner, L. 1894〜1981）が提唱した古典的自閉症は、場面に応じた適切な行動がとれないなどの社会性の障害、言語とそれに関連する手段を通じたコミュニケーションの障害、想像力の障害（こだわり）といった3つの特徴を持ち、3歳までになんらかの兆候が見られるといわれている。定義上、自閉症のうち知的発達の遅れを伴わないものを高機能自閉症、高機能自閉症の中で言葉の発達に遅れがないものをアスペルガー症候群と呼んでいる。

(2) 子どもの特徴

・言葉によるコミュニケーションは苦手だが、視覚情報の理解には優れている（視覚優位）
・特定のものに対する高い記憶能力を持つ
・こだわり行動（想像力の困難からくる不安の解消のため）
・皮肉や複雑で抽象的な表現、遠回しな表現が苦手
・音、光、匂い、触覚など特定のものに対する感覚が過敏
・思ったことをそのまま言葉にしてしまう
・複数の情報を同時に処理することが苦手
・予想外のことに対処するのが苦手
・一度身についた生活パターンを切り替えることが苦手
・暗黙の了解や遊びのルールを理解するのが苦手

(3) 子どもへの接し方

1960年代にアメリカの臨床心理学者ショプラー（Shopler, Eric 1927～2006）が開発した自閉症児と家族のための療育プログラム（TEACCHプログラム）を紹介する。その子を環境に合わせようとするのではなく、環境をその子に合わせるという基本理念の下に、主な観点を「SPELL」という頭文字で現して、コミュニケーション障害を克服するための具体的な方法を記している。

Sは構造化（Structure）。一つの場所を多目的に使わない物理的構造化と伝達手段として目で見るもの（例えば、絵・写真）を用いる視覚的構造化がある。遊ぶ所、食事をする所、勉強する所を、棚やついたてを使ったり、床の色を変えるなどして違いが目で見てはっきり分かるようにしたり、スケジュールを写真で示したりすることである。

Pは肯定的な関わり（Positive）。「してはダメ」ではなく「こうしようね」、できないことを叱るのではなく、できたことを褒めてあげる。

Eは共感（Empathy）。子どもの気持ちをくみ取って、いっしょに何かに取り組むことである。

1つめのLは低刺激（Low Arousal）。高刺激が苦手なので、静かな環境を提供してあげること。2つめのLは連携（Link）。親と専門家の協力関係が不可欠であることを強調している。

2．注意欠陥／多動性障害 (AD/HD：Attention-Deficit/Hyperactivity Disorder)

(1) 注意欠陥／多動性障害とは

年齢に対して不相応な不注意・多動性・衝動性という3つの特徴を持ち、症状のいくつかが7歳以前に見られるものと定義される。日常生活に支障を来すほど症状が強いかどうかで、個性や道徳的観念の問題と区別している。

(2) 子どもの特徴

①不注意の症状

・注意力・集中力が持続せず、あちこちに意識が行ってしまう

・忘れ物が多い

・片づけられない

・物事をぱっと見で判断してポカミスをしてしまう

②多動性・多弁の症状

・授業中に教室を飛び出してしまう

・授業中に教室内を歩き回る

・常にモジモジと動いていたりキョロキョロしたりする

③衝動性の症状

・質問を最後まで聞かずに話し始める

・ルールを守れない

・事前によく考えて行動できない

・好きなことには集中力を遺憾なく発揮する

(3) 子どもへの接し方

①感情のコントロールがつかなくなっているときは冷静になってから、なぜそうなったか、どうしたらそのようにならないかをいっしょに考える、②長所を見つけ褒めてあげる、③興味を持ったことから取り組ませたうえで、順序立てた行動を促す、④規則として守るべきことは守らせる、などが挙げられるが、適切な対応がとられていれば年齢とともに落ち着いてくることが多いので、寛容に見守りつつ、根気よく指導を続けることが重要である。

3. 学習障害 (LD: Learning Disorders)

(1) 学習障害とは

全般的な知的発達に遅れは見られず、聞く、話す、読む、書く、計算

するまたは推論するなどの特定の能力の習得に困難を生じる状態をいう。障害のある分野以外の能力は、普通か高い場合も多い。原因は中枢神経系の機能障害で、視覚障害、聴覚障害、知的障害とは別のものである。

(2) 子どもの特徴
①言語能力の困難
・自分の考えを言葉にすることが苦手
②読字の困難
・文字を正確に捉えることが難しい（例えば、よく似た文字が理解できない）
・文字が二重に見える、裏返しに見える
・逆さに読んでしまう
・どこを読んでいるのか分からなくなる
③書字の困難
・黒板の文字を書き写すのが難しい（書字表出障害）
・鏡文字（反転した文字）を書く
・読点が理解できない
④計算の困難
・数字や記号を理解・認識できない
・簡単な計算ができない
・数の大小の理解が困難
⑤推論の困難
・思い出しながら考えたり筋道を立てて話をしたりするのが困難
・論理的な思考が困難
・複数の課題を順を追って解決することが困難

以上5つが主症状で、このほかに社会性の困難、運動の困難、注意集中・多動による困難を認めることもある。

(3) 子どもへの接し方

①言語能力の困難に対して

・興味のある話題を持ち出し、話し始めたら話を遮ることなく耳を傾けるようにし、フォローを入れていくようにする。

②読字の困難に対して

・文字と音を正確に関連づける技能を習得させた後に、音の節や単語など目標を広げる。

③書字の困難に対して

・本人の理解力に合わせて文法を一から覚えさせる。

・文字のつづりや文章の書き方の練習を継続して行う。

・なぞり書きから練習させる。

・決まった範囲内で収まるように書くようにして、慣れてきたら、書き順や漢字のへんやつくりまで意識させるようにする。

④計算の困難に対して

・少ない問題をゆっくりと丁寧に解くようにし、分からない問題は答えを教えるだけでなく、道筋までフォローする。

・ワープロやコンピュータあるいは電卓など、本人が取り組みやすい機器等と併用する。

4．学校における体制の整備および必要な取り組みについて

　早期発見・早期介入が鉄則である発達障害児への支援の入り口に位置する幼稚園（保育所）における支援体制の確立、保護者や教育・保育関係者への啓発、関係機関との連携は非常に重要である。学校教育法（1948年4月）が2007年4月に改正され、視覚障害児、聴覚障害児、知的障害児等に加え、知的障害の認められない発達障害児も特別の教育的支援の対象となった。これに伴い文部科学省が、特別支援教育を行うための学校における体制の整備および必要な取り組みについて通知しているので、これに準じて幼稚園（保育所）での対応について以下に記す。

①園内委員会の設置

　園内に、早期発見、実態把握、個別の教育支援計画や指導計画の作成、校内研修の推進、保護者の相談窓口などを目的とした委員会を設置する。構成員は、園長、特別支援教育コーディネーター、担任などとする。

②実態把握

　発達障害は、乳幼児期にその兆候や特徴的な症状を呈することが多く、それらが家庭より集団生活の中で顕著に観察されやすいことから、保育者が障害に最初に気づくことが多い。疑いを感じたら、園内委員会を通して実態把握に努める。この際、保護者から家庭での様子を聞くことが重要であるが、プライバシーには十分配慮する。特別な支援教育が必要と考えた際にも、まず保護者に説明を行い、理解を求めたうえで、必要な支援や配慮について検討する。

③特別支援教育コーディネーターの指名

　専門職として、園内委員会の運営、保護者からの相談および関係機関との連絡・調整などを行う人材が、園長により教員の中から指名されるのが好ましい。

④関係機関との連携を図った個別の教育支援計画の策定と活用（園内委員会で策定）

　発達障害は先天的かつ永続的な心身の機能不全である。就学前から学校卒業までの一貫した支援が必要で、ステージに応じた適切な支援体制を整備し、教育、医療、保健、福祉などの関係機関の連携が不可欠である。幼稚園（保育所）としては、小学校（もしくは特別支援学校）へ安心して入学できるよう、子どもの様子や配慮事項、保護者の要望等を記入した就学支援シートを活用するのも一案である。

⑤個別の指導計画の作成（園内委員会で作成）

　障害の種類、重症度、重複化は千差万別である。診断名や形式にとらわれずに、一人ひとりが何に困難を感じているかを明確にしたうえで、個別の指導計画を作成する。

⑥教員の専門性の向上

　教員は、発達障害に関する知識、実態把握の方法、保護者への対応方法、個別の指導計画の作成方法と具体的な指導方法、関係機関の機能・役割と連携の方法などに熟知している必要がある。関連する園内外の研修に、継続的に参加するよう心がける。

【演習問題１】（　　　）の中に適当な言葉を入れなさい。
1. TEACCHプログラムでは、主な観点をSPELLという頭文字で表しているが、Sは（①）、Pは（②）、Eは（③）を意味する。
2. 年齢に対して、不相応な不注・多動性・衝動性を特徴とする行動の障害をAD/HDというが、定義上、症状は（④）歳以前に現れるとされている。
3. 発達障害者の特別支援のための園内委員会の運営、関連機関との連絡・調整、保護者からの相談を行う専門職を担う教員を（⑤）という。

解答：①構造化　②肯定的な関わり　③共感　④7　⑤特別支援教育コーディネーター

第2節　被虐待児への対応

1．児童虐待の現状と国の対応

　児童虐待が年々深刻化し、虐待が子どもの発達に及ぼす影響は多岐にかつ長期間に及ぶことから、2000年11月に児童虐待防止法が施行された。同法では、児童虐待を4種に分類し、保護者による18歳未満の児童に対し、身体的虐待、性的虐待、ネグレクト、心理的虐待を行うことと定義して、これを禁止し、発見者には、疑いの段階であっても児童相談所などへ通報することを義務づけ、児童相談所には、保護者の同意が得られなくても子どもを保護する権限を与えている。

2．被虐待児の特徴

(1) 身体的特徴

暴行による打撲傷、骨折、火傷。育児放棄による栄養不足やストレスによる成長ホルモン分泌不全からくる発達障害。生後6カ月以内の乳児では、身体を大きく揺さぶることにより網膜出血、硬膜下血腫、クモ膜下血腫などを引き起こす乳幼児揺さぶられ症候群を発症することもある。

(2) 心理的特徴

子どもは、生後半年から3歳くらいまでの間に保護者など安全基地なる対象から愛情を注がれて、十分な安心感を得ることで自我、社会性、意欲など、心の成長・発達の土台作りがなされる（愛着形成）。愛されるべき保護者から、著しく不適切な養育をされ続けた子どもは、下記のような特徴を持ちやすい。

①反応性愛着障害

気持ちを抑制し警戒心を強く持ってしまい、変に目を合わせない、甘えたいのに怒らせるような行動をとってしまうといった矛盾した行動を見せる抑制型と、初対面の際は妙になれなれしいのに、些細なことで不快感情を抱くと、手のひらを返したようによそよそしくなるといった不安定で複雑な行動をとる脱抑制型に分けられる。

②攻撃性と受動性

対等な対人関係が持てず、攻撃性をもって優位に立とうとしたり、逆に自己主張をせず受け身的になってしまう。攻撃性が自分自身に向かうと、自傷行為や自殺企図という形で表れる。

③自己評価、自尊心の低下

自分が悪いから虐待を受けたと考えて罪悪感や自己非難を持ち続け、保護者をかばう傾向がある。

④試し行動をとる

生き延びるすべとして、相手の心を見抜こうとする心理眼だけが発達してしまい、子どもらしさに欠け、反抗的・拒否的な態度でどこまで安全なのかテストをしてくることがある。

3．被虐待児への対応

(1) 虐待を疑ったとき
まず、子どもが安心して話ができるような信頼関係を築くことが重要で、幼稚園（保育所）は安全な場であり、逃げ場ともなりえることを伝える。保護者への配慮も重要で、尋問するのではなく、気持ちに寄り添う形で情報入手に努める。児童相談所や警察に通報するタイミングを逃さないことも大切であり、この際は園長らの指示を仰ぐなど組織的に対応することが大前提である。

(2) 非虐待児を預かったとき
①愛着関係・信頼関係の再構築

安全が確保されても、信頼感に基づく安全感と安心感を育てるまでには時間がかかることが多い。つらい体験に耳を傾けてくれ、無条件に肯定的な態度を示してくれる大人の存在、同じ体験をして支え合って生きようとする仲間の存在および幼稚園（保育所）など組織への所属感が役立つといわれている。年齢が低ければ、退行（赤ちゃん返り）を促すことで、愛着形成が可能になることもある。

②低い自己評価と自尊心の回復

虐待を受けたのは自分が悪いからではないこと、虐待は権利侵害であることを自覚させる。この際、親の悪口を言ってはならない。

③試し行動への対応

試されていると肝に銘じて、通過儀礼と考え、テストに耐えて安全に守りきる努力が必要である。

> 【演習問題2】（　　　）の中に適当な言葉を入れなさい。
> 1．乳幼児の体に強い振動や長時間の振動を与えたことで、網膜出血・硬膜下血腫・クモ膜下血腫などを引き起こし命に関わる事態を招くことがある。これを（①）という。
> 2．子どもは、生後半年から3歳までの間に保護者などから十分な安心感を授けられることで、心の成長・発達の土台作りがなされる。これを（②）という。
>
> 解答：①乳幼児揺さぶられ症候群　②愛着形成

第3節　母子家庭の子どもへの対応

　離婚、死別、未婚など母子家庭に至った原因はさまざまで、子どもの心理状態、家庭環境もそれによって異なる一方で、共通した特徴も見いだされる。まずは現状を知り、持ちやすい特徴を理解したうえで、どのような協力ができるかを考える必要がある。

1．母子家庭の現状

　経済的・精神的に不安定なケースが多い。園への送迎や急病時の緊急

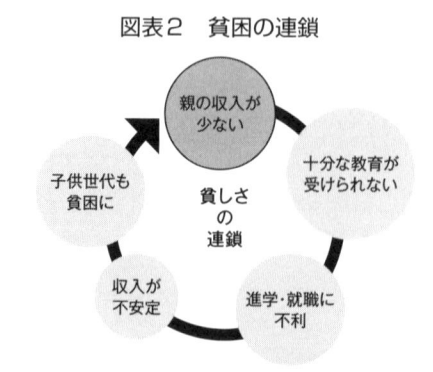

図表2　貧困の連鎖

（親の収入が少ない → 十分な教育が受けられない → 進学・就職に不利 → 収入が不安定 → 子供世代も貧困に／貧しさの連鎖）

出典：東京ボランティア・市民活動センターホームページ

対応などで労働に制約があることなどから、正規労働に就けないことも多く、ひとり親家庭の相対的貧困率（所得が国民の平均値の半分に満たない人の割合）は54.6％に上っている［厚生労働省、2015］。貧困世帯の子どもは十分な教育を受ける機会が少なく、低収入の仕事にしか就けないという貧困の連鎖（**図表2**）が社会問題となっている。また、いじめのターゲットになりやすかったり、必要以上に気を遣われるなどで、母子ともに精神的に不安定になりやすいことも見逃せない。

2．子どもの特徴

寂しい思いをしている分、人に優しくなれたり、母親が苦労している姿を見て育つため、母親思いの優しい子どもに育つ子どもが多い反面、下記のような状態にも陥りやすい。

①母親に異常に甘えて、未発達なまま成人してしまうことがある。
②悲しい・寂しいという思いを怒りの感情で爆発させて攻撃的になってしまうことがある。
③母親に心配をかけまい、父親代わりになろうと無理をして、必要以上に我慢強かったり、変に大人びてしまうことがある。
④母親も失うかもしれない、みんな自分から離れていく、などの思いを持って些細なことに不安を抱いてしまいがちである。

3．子どもへの接し方

プライバシーに十分留意したうえで、母子家庭となった理由を調べ、それに配慮した接し方を心がける。

母子家庭であることで同情されることを負担に感じる子も少なくないので、他の子どもの前では特別扱いをしていることを見せない。距離をおいて優しく見守ることが重要である。

我慢強いことなどは、長所ともとれるが、寂しさやストレスの裏返しであることも多いので、コミュニケーションをしっかりととり、表に出

されない気持ちも察する。

【演習問題３】（　　　）の中に適当な言葉を入れなさい。
　貧困世帯の子どもは十分な教育を受ける機会が少なく、低収入の仕事にしか就けないことが多いという社会現象を（①）といい、これを食い止める国家レベルでの対策の必要性が指摘されている。

解答：貧困の連鎖

【引用・参考文献】

　梅永雄二編著『自閉症の人のライフサポート──TEACCH プログラムに学ぶ』福村出版、2001 年

　岡堂哲雄「発達臨床心理の理論」『小児看護』へるす出版、1980 年、pp.536-543

　厚生労働省雇用均等・児童家庭局家庭福祉課「ひとり親家庭の支援について」2014 年

　厚生労働省「ひとり親家庭等の現状について」2015 年

　杉山登志郎「第 4 の発達障害としての子ども虐待」『小児の精神と神経』日本小児精神神経学会、2006 年、pp.7-17

　友田明美『いやされない傷──児童虐待と傷ついていく脳』診断と治療社、2012 年

　文部科学省「特別支援教育の推進について（通知)」2007 年

　Kempe, C.(ed)"The battered child syndrome." *Journal of the American Medical Association*, 1962, pp.17-24

第10章

障害のある子どもへの適切な対応

西山　敏樹

第1節 障害に共通した対応の基本

　障害のある子どもへの適切な対応を知るうえで、まず、障害に共通した重要な対応ポイントについて述べる。

1．子育て支援と家族支援の充実

　障害のある子どもの親には、障害を受容するのに時間がかかっている者も多い。「障害＝成長しない」という誤解や落胆を解消し、園としても成長を促す子育て支援を保育の計画の中核に据える必要がある。障害のある子ども自身がどこまでできるのか、また、どこまでできるようになるのかを見極めながら、乳幼児期から子ども自身と家族を支援する姿勢が重要である。

2．地域と園、親との連携

　保護者の気持ちに寄り添い、園と地域の関係機関が連携しながら支援することも必要である。その拠点として園を位置づけ、機能させることも必要である。子どもの身体面・精神面の発達段階に応じた配慮も重要である。場合によって補助員や医療従事者等、地域の各機関との連携を図り、一貫した指導をする。発達段階に応じた対応ができるように保育体制を工夫する。

　障害のある子どもの保護者と園が常に協調して、必要な保育の内容と方法について十分に相互の情報提供を進めて、合意を得ることも必須である。特に重度の場合は、保育方針の共有化が必須である。複数の保育者が保育計画の作成に参画するようにして園全体で共通理解を図り、安心で安全な環境を構築することが必須である。他にも、地域の専門の保健師、理学療法士、作業療法士等の専門家と連携し、いざという時に備

える連携体制が望まれる。必要に応じて支援員を配置する方法もある。支援員は、学生ボランティアや、地域住民によるボランティアを配置するという方法もある。設備面では、「肢体不自由のある子への対応」の項（132ページ）で述べるような施設整備の他にも、必要に応じた保護者向け待機室の確保、災害時向けの障害児用の避難所として園を機能させること等も期待される。

以下ではそれぞれの障害で、対応面で注意すべきことを述べる。

第2節 障害のある子どもへの対応

1．視覚障害のある子どもへの対応

視覚障害は、視力や視野等の視機能が十分でないために、全く見えなかったり見えにくかったりする状態を指す。視覚障害のある子どもへの対応としては、次の各点がポイントになる。

(1) 音声を生かした伝達

視覚障害児には、黒板やホワイトボード、映像等の視覚的伝達手段を使うことが難しい。そのため、音声で情報を伝達する方法が、代わりの重要な手段となる。ただし、音声はすぐ消えてしまう。正確に聞き取るには、集中力の持続や、聞き取る内容の全体像を構築して把握する技術が必要になる。しかし、発達過程にある子どもには難しい。最も注意が必要なことは「これ」「それ」「あそこ」などの曖昧な指示語を用いず、いかなる子どもが聞いても、はっきりとすぐ説明の内容が分かるよう、ゆっくりと丁寧に、大きな声で伝える指導法を習慣づけることである。

(2) 触察に基づく情報の共有

　視覚障害児は、眼の代わりに触覚を通した観察、すなわち「触察」も行う。触察は、物に触れながら、指先より断片的に入る情報をつなぎ合わせて頭の中に全体像を構築する観察活動である。その全体像を言語として他者に伝えて情報を共有することが、教育上では重要である。

　視覚障害児には、物をじっくりと時間をかけて丁寧に触り、確実に頭の中でイメージ化し、言語化して伝える訓練が、社会生活に向けて大切である。触覚による情報収集は、視覚による情報収集に比べて時間も多くかかるため、十分な時間を確保して触察の訓練を行う必要がある。

(3) 空間と時間の認知の支援

　時間や空間の概念は、幼児期以降に獲得する。しかし、視覚障害は空間認知や時間認知を難しくする。視覚障害児は、どこで、いつまでに何をしていけばよいのか、把握が非常に難しい。日常的に作業の手順や時間の流れを、ゆっくり丁寧に確認してから作業を進めさせることで、見通しを持った主体的な行動ができるようになる。例えば、音声で作業の手順書を録音しておき、いつでも確認できるようにする。また作業を始める前に、作業で使う物を手に取って確認させ、置き場所をいっしょに決めてけがなどを防ぐ配慮も必要である。視覚障害児が、空間と時間の全体像把握をできるようにするための配慮、時間が重要である。

(4) 共感を通した支援

　視覚障害児にとって、音声は情報の理解への第一歩になる。それだけに、音声が得られにくい状況は、心を閉ざす原因にもなる。音を敏感に感じる大切な能力を封じさせることにもなる。周囲の友達との音遊びを促し、周囲の子どもの共感を育むことで、視覚障害児も安心するものである。保育者は、耳を澄ませ音を聞き分けることが視覚障害者の必要な能力であることを理解し、視覚障害児が楽しみながら、その能力を自ら

伸ばすことができる環境をつくることが必須である。

2．聴覚障害のある子どもへの対応

　聴覚障害は、身の回りの音や周囲の話し言葉が聞こえにくい、もしくは、ほとんど聞こえない状態をいう。聴覚障害のある子どもへの対応のポイントとして、次の各点がある。聴覚障害に起因する情報不足を補う工夫が、保育者や周囲の大人に求められる。

(1) 聴覚の障害に応じた指導上の配慮

　聴覚障害も、軽度のものから重度のものまで広く存在する。聴覚障害の状態によっては、コミュニケーションの手段も、音声、手話、文字等と異なる。子どもの障害レベルを把握しながら、最適な選択と活用を行うことが大切である。口の形や話す速さ、明瞭な発音等、子どもに分かりやすい話し方の工夫をして、伝わっているかどうか細かな確認を続け、コミュニケーションの質を上げることが大切である。重度の場合には、視覚教材や板書、ホワイトボード等の工夫が重要である。

　障害のレベルによっては、補聴器等を活用し、子どもどうしのコミュニケーション活動を豊かにし、話し言葉の習得を促すことも大切である。

(2) 情報保障の配慮

　必要に応じて、重要な事項についてはノートテイク（筆記通訳のこと。話された内容をノートに書き起こし、それを聴覚障害者へ渡す）も行い、聴覚障害児本人だけでなく、親への連絡も確かに行われるよう工夫する必要がある。聴覚障害があるために、親への伝達事項が抜け落ちる事態も想定される。重要な伝達事項の視覚化に努めることも不可欠である。

(3) 施設・設備側での対応

　目で見て分かる保育環境を整備していくことも、聴覚障害児には重要

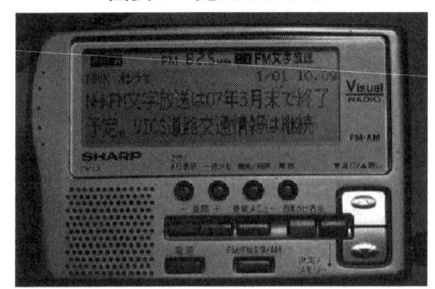

図表1　見えるラジオ　　　図表2　フラッシュランプ

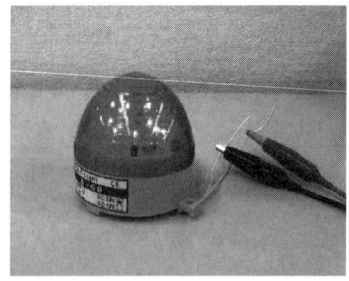

出典：http://www008.upp.so-net.ne.jp/yuchan/nikki200610.htm

出典：http://s.chikuden-sys.com/category/ledlight.asp?id=2203

である。最近は、見えるラジオ（図表1）が普及しているが、チャイムや重要な放送を分かりやすく可視化するだけでも効果が大きい。例えば、ご飯の時間や午睡の時間をフラッシュランプ（図表2）や積層灯にしたり、重要な放送（地震等の緊急時放送）を点滅表現などに変換し分かるようにする。

今後の園では、子どもが手話を学ぶことができる場や機会を確保し、手話ができる子どもを増やせる環境整備も必要である。

3．肢体不自由のある子への対応

肢体不自由は、身体の動きに関する諸器官が病気等で損なわれて、歩行や飲食等の各種日常生活動作が困難な状態をいう。肢体不自由のある子への対応のポイントは、次のとおりである。

(1) 子どもの健康状態・障害状態への柔軟な配慮

最も大切なことは、肢体障害のある子どもの健康状態や障害の状態を確認しつつ、指導の内容や方法を柔軟に調整し、必要に応じ訪問教育等などの対応も心がけることが大切である。子どもの姿勢や身体の動き、認知の特性、コミュニケーションスキル等に応じた保育環境の調整も必要である。例えば、用いる座席および机をフィットするものに変えたり

図表3　肢体不自由児用のいす

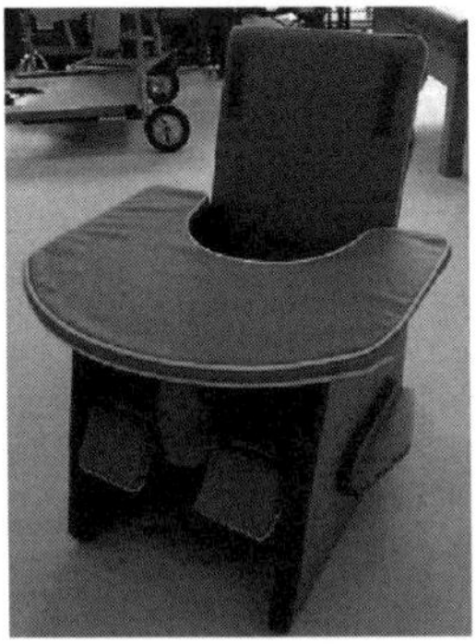

背もたれの角度と座面前側の高さが、
子どもに合わせて調節可能。

出典：http://kokotuna.jp/kaigogoods/item_88.html

(図表3)、可変性の高いものをあらかじめ導入しておくことが重要である。自助具や補助具等の子どもの身体の動きや、コミュニケーションの力を最大限に引き出す支援機器の有効活用も大切であり、柔軟な配慮ができることが最も重要である。

(2) 施設・設備での対応と工夫

　子どもの事故防止に関するハード面の改良では、肢体肢体不自由児への対応が最も注目されるが、これは障害児の中でも肢体不自由児の数が多いからである。体温調節機能が低下する子どもの場合は、保育室等の冷暖房管理とともに、加湿器や空気清浄器等をあらかじめ設置しておくことが必要である。障害児用のトイレを設置することも大切であり、車いす用トイレやシャワーの設置等が必要である。おおむね、駅や公共施設の「誰でもトイレ」のようなトイレが園にあることが望まれる。また、子どもの食事能力に応じた食事が提供できる給食設備や食器類（例えば柄の形状を変えられるスプーン）を備えることも大切である。さらに、保健室には障害や症状によって、たん吸引や経管栄養、導尿、呼吸管理等の個別の医療的ケア（医療的ケアは医師の指導の下で、保護者や看護師が日常的・応急的に行う経管栄養およびたんの吸引等の行為と定義される）に対応できるようなスペースと各種医療機器、緊急用の吸引器、酸素ボンベ

等を設置すれば安全である。

　その他、段差の解消やスロープ、可能であればエレベータを設置し、線的・面的に移動や活動が可能であるような状態を創り上げておきたい。通園への配慮も必要である。送迎用の自家用車やバン、バスへの安全な乗降のためのスペース確保が必須である。特に、障害の特性から家庭内で福祉車輌を買うケースも増えており、車いす乗降が可能なバンおよびバスも増えている。スペースに余裕があり、屋根付きの車寄せがあるとよい。インフラ（各種装置等）については、保育者も使用訓練を繰り返し、日頃から自ら使い慣れておくことが必要である。

４．知的障害のある子への対応

　知的障害は、認知や言語等に関わる知的能力や他人との意思交換、日常生活や社会生活、安全、仕事、余暇利用等についての適応能力が、同年齢者に求められるほどまでには至っていない状態で、特別な支援や配慮が必要な状態である。次のポイントを押さえておく必要がある。

（1）知的障害の特徴把握と個別具体的な対応

　知的障害は、これまで述べてきた身体的障害と異なり、表面に出ない部分も多い。そのため、知的障害児への理解を深めるためにも、障害の特徴や認知特性を把握しておく必要があり、園での共有が期待される。

　知的障害児は、得た知識・技能や情報が、断片的になりやすい特徴がある。また、主体的かつ具体的に活動に取り組む意欲が十分に育っていない事例も多いと言われる。ゆえに、知的障害を持つ子どもの個々の性格や発達段階を考慮し、主体的で、具体的な活動が続くための最善の対応方法を構築することが最も大切である。そのためには、長所の発見に努め、子どもの可能性を伸ばす指導をすることも大切であり、障害による困難の改善、ならびに克服に必要な指導を続けていく必要がある。例えば、遊びやレクリエーション、運動等、関心のあることを伸ばして、

主体的で具体的活動を継続的に行い、日々の生活を楽しめる工夫が大切である。

(2) 施設・設備での対応

前項「肢体不自由のある子への対応」の項で述べた対応が、知的障害児の場合にも役に立つ。知的障害児の身体の動きやコミュニケーションの力を最大限に引き出す支援機器の活用は有効である。近年では、コンピュータやコミュニケーション支援の機器を園に用意し、コミュニケーションの円滑化を図る場合もある。

5．病弱な子どもへの対応

慢性疾患を持つ子どもも一定数いる。対応の要点は次のとおりである。

(1) 教育内容・方法での柔軟な対応

病弱児の場合、他の通常児童に比べて、園での活動に遅れが出てしまいがちである。そのため、柔軟に保育計画を修正できるようにすることが大切であり、遅れが出たときも、心理的に負担とならないように補充指導や補充教材等を用意することが大切である。病気のために活動の連続性や広がり等に影響しないよう努め、病気を意識させない工夫が必要である。併せて、病気のため実施できない外遊び等の一部の活動を、実施可能な活動に切り替えるような柔軟な指導内容および方法の工夫も求められる。

さらに、負担過重な活動に関する親との合意をとり、地域の医療機関とも密接な連携をとりながら、適切な活動の質と量を見極めて保育を行うことも大切である。病気で病室を出ることができなくなった子どももいるが、これを支援するうえでは、ICT（Information and Communication Technology：インターネットのような情報通信技術のこと）の活用も一手で、授業配信等で他の子どもと同様の指導につなげられる。

(2) 病弱児の支援体制

　登園・降園の際には、自宅から安全に通園できるような人的な補助を必要に応じ確保する。入院の際は、地域の医療従事者と連携して、安全に病棟と園の部屋との間を移動できるようにする。また、服薬や体調把握等の健康管理について、声掛けや緊急時対応等の支援を心がける。医療的ケアの対応については、あらかじめ看護師を確保しておくことで柔軟な対応が可能である。周囲の友達が理解しておくとよい事項については、子どもと保護者と相談をしながら、適宜、園での活動時に指導を行い、病気への理解促進を図る。

6．言語障害の子どもへの対応

　言語障害は、コミュニケーション上の障害となり、人前に出ることを苦手にさせる。故に、早い段階で次のような工夫を園で行う必要がある。
　言語障害児は人とのコミュニケーションを円滑に行えず、人前で話すことに自信を失うことが多い。故に、言語障害も一つの個性として捉え、当該児の障害を園全体が温かく受け止めることができるように心がける。また、障害を一つの個性として受け止めさせるようにして負担を軽くし、積極的に園の活動に取り組めるようにする。例えば、子どもの年齢・成長に応じて、遊び等の活動を通し、リラックスできる雰囲気の中で指導をして、全体が障害を受け入れやすくする。指導室には、構音の指導のための指導鏡や、ICT活用の構音練習機器等も設置するとよい。

7．自閉症・情緒障害の子どもへの対応

　近年では1歳6カ月または3歳時の健診で、自閉症等の障害が明確化されるケースが多い。自閉症や情緒障害の子どもには以下を注意する。
　自閉症は、先天性の脳機能障害による発達障害である。自閉症は生まれつき脳の機能がうまく働かないもので、3歳以前の早期に症状が現れ、その困難さが生涯にわたる発達障害である。自閉症や心因性の情緒障害

のある子どもは、一人ひとりが異なる特性を持っている。故に、その特性を把握し、一人ひとりに合わせた環境を用意し、適切な対応をする。

地域の教育センターや子ども家庭センター、発達障害者支援センター等との連携を深めて、関係する地域の外部機関と協議を続け、園外からの支援を得ながら個別対応を深めていくことが重要である。

自閉症や情緒障害のある子どもは、社会での生活への適応の困難性が末長く大きいため、上級校への児童情報の引き継ぎも十分に行う。

第3節 ユニバーサルデザインの時代へ

2013年9月15日現在の国の推計で、総人口に占める高齢者の割合は25.0%となり、人口、割合共に過去最高となった。これに伴い、障害者人口も増加している。国土交通省のユニバーサルデザイン政策大綱のように、誰もが過ごしやすい環境を初めから作り上げるユニバーサルデザインの推進が、社会にもなじんできた。ユニバーサルデザインの考え方は子どもにも適用され、園内や校内へのエレベータやスロープの普及は、その代表例となっている。

しかし、そうしたハードの改良だけでは、園内や校内での障害のある子どもへの適切な対応は、万全とは言えない。障害のある子どもとどのように関わるのか、その関わり方を周囲が把握しておく必要がある。また、障害のある子どもの周りの子どもに対して、障害や困難およびその背景について、必要に応じて説明することも必要になる。障害のある子どもが自ら最大限に頑張っていることや、周りの子どもたちと同じような願いを持っていることを、ありのままの姿に基づいて伝えることを軸に考える必要がある。近年、障害を一つの個性として捉える動きも盛んであり、教育現場にも浸透しつつある。

障害を一つの個性として、クラスの人数分の個性が学級に集まること

図表4　ユニバーサルデザインの7原則

原則1：誰にでも公平に利用できること
原則2：使う上で自由度が高いこと
原則3：使い方が簡単ですぐわかること
原則4：必要な情報がすぐに理解できること
原則5：うっかりミスや危険につながらないデザインであること
原則6：無理な姿勢をとることなく，少ない力でも楽に使用できること
原則7：アクセスしやすいスペース及び大きさを確保すること

を理解させて、障害の特殊感を払拭し、一人ひとりの子どもが平等であり、大切でかけがえのない存在であることを感じられる環境づくりが必須である。例えば、昔は、眼鏡も視力を矯正するための障害克服の道具として捉えられてきたが、今日、それを意識する人はいない。そうした感じで、障害の特殊感を払拭する環境をつくり上げたいものである。

　当該障害児への理解を深めるためにも、ユニバーサルデザインの理解を園全体で深めておくことが必要である。多くの子どもに対しても障害認識のための指導を進めて、さまざまな障害を一つの個性として受容しつつお互いが思いやりながら、共に生きていく力を育てる指導を工夫する。特に、ユニバーサルデザインは、障害児への理解を深めるだけでなく、その7原則（**図表4**）を教えることは、さまざまな配慮ができる子どもの育成に貢献する。

　ユニバーサルデザインの理解を園内で深めるうえでは、共遊玩具（**図表5**）という誰もがいっしょになって遊べるおもちゃが有効である。誰もがいっしょになって遊べるので、障害の存在自体を軽くすることにも役立っている。

　インクルーシブ教育も進んでいる。これは、障害のある子どもを含む全ての子どもに対して、一人ひとりの教育ニーズに合った適切な教育支援を通常のクラス内で行う教育のことである。これにも問題がある。

　例えば、障害のない子どもが、障害のある子どもに親切な態度を示し続ければ、障害のある子どもが心理的負担を感じて居心地が悪くなる現

図表5　共遊玩具の事例

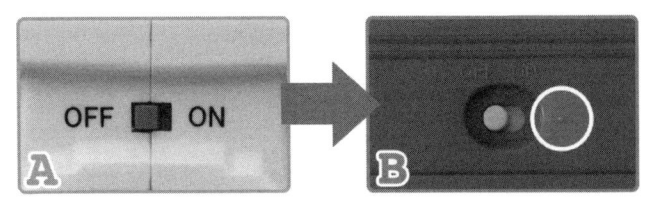

AとBべてBではON側に小さなポッチをつけてあり、どちらがONか、視覚障害児でも触って分かりやすくなっている。つまり、誰もが分かりやすくなっており、こうして、みんなが平等に楽しめる工夫をしてある玩具を導入すれば、ユニバーサルデザインの早期教育につながる。　出典：http://www.takaratomy.co.jp/products/kyouyu/intro/index.html

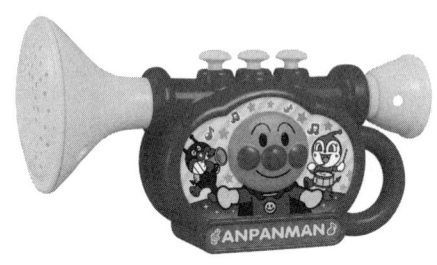

日本おもちゃ大賞2015 共遊玩具部門の優秀賞を受賞したアンパンマンマジカルトランペット。曲を選んでトランペットを吹くと、演奏をしているように自動で曲に合わせて、トランペット音のメロディが流れ始める。誰もが同じように遊べる、共遊玩具の代表例。
出　典：http://www.agatsuma.co.jp/goods/detail.php?id=801

©やなせたかし／フレーベル館・TMS・NTV

象がある。自らの障害という重い現実に気づいた子どもが、その現実をどのように受け止めているかについても、慎重な検討が必要である。障害児の心理的な負担に気を遣いながら、最善の方法を編み出す必要があるだろう。

　同じ障害のある子どもと、その苦痛や悩みを分かち合うことも必要であり、子どもによっては同じ障害のある友達がいる園が適している場合もある。たとえインクルーシブ教育を行っていても、園外で、同じ障害のある子どもどうしが友達になれる機会を保障することも、一つの方法である。

　障害を持つ子どもは、自身の身体的負担および心理的負担とともに、親の心理的な負担も大きく、それらを包括的に捉えた子育て支援に取り組む必要がある。広範な問題でもあり、園単体で考えずに地域の福祉・

第10章●障害のある子どもへの適切な対応　　139

教育機関との連携による円滑な問題解決が必要である。特に、地域の福祉・教育機関は、ケアの事例を多数持つため、連携の意義は大きい。そうした問題の特性を認識し、個々の事例に合った問題解決に努めることが必要である。

【演習課題】
1．周りの人と話し合い、皆さんならではの共遊玩具のアイディアを出してみましょう。
2．本文で例示したもの以外に、幼稚園や保育所にあるとよい障害児の行動支援のための用品について話し合ってみましょう。また、新しい用品のアイディアをまとめましょう。
3．幼稚園や保育所をユニバーサルデザイン化するときに配慮すべきことを、7原則をもとに話し合ってみましょう。

【参考文献】
伊藤健次編『新・障害のある子どもの保育〔第2版〕』みらい、2011年
西山敏樹編著『近未来の交通・物流と都市生活——ユニバーサルデザインとエコデザインの融合』慶應義塾大学出版会、2016年
水田和江・増田貴人 編著『障害のある子どもの保育実践』学文社、2010年

第11章

事故防止と健康安全管理の組織的取り組み

西山　敏樹

第1節　子どもの健全育成を妨げる事故

　子どもの健全な育成を妨害する最大の要因として、事故が挙げられる。幼少期の事故が、生涯つきあう障害になることも少なくない。日本は、子どもの事故による死亡率が、先進国の中でも高い。『国民衛生の動向2013/2014』によると、日本は世界的に新生児死亡率が低い。しかし、幼児死亡率が世界的に極めて高い。高い理由の一つとしては、不慮の事故への対応が徹底されていないことが挙げられる。

　幼児の事故は、身体面・知的面・精神面の危険な心身の状態と、危険な環境、危険な服装等の危険な行動、もしくはそれらの複合で起こるとされる［斎藤、1988、p.179］。子どもの外的要因としては、子どもの環境と高齢者や障害者向け福祉住環境の議論が分断され、後者が急速な高齢化で進んだ反面、前者がユニバーサルデザイン推進の過程で軽視されてきたことが挙げられる。それに付随し、子どもの事故防止や健康安全の管理に関する情報共有システムの構築が未発達であることも一因である。こうした背景を受けて、厚生労働省は「健やか親子21」を推進している。

　また、2015年4月から子ども・子育て支援新制度が始まっている。これは、子育て支援の質と量を向上させて、必要とする全家庭が支援を利用できるようにし、子どもたちが豊かに育つ環境構築の支援を目指す国家的な制度である。こうした国の政策は、地域での子育て支援を進め、事故防止対策や健康安全管理に取り組めるようにしている。

　本章では、さまざまな組織が行う子どもの事故防止対策や健康安全管理の事例を見る。

第2節　国や地方自治体の取り組み

1．国の基本的な政策基盤「健やか親子21」

　「健やか親子21」は、母子保健＝生涯を通じた健康の出発点という考え方の下、次世代の子どもを健やかに育てるための政策基盤として定められた国民運動計画である。「健やか親子21」は、2001年以降に21世紀の母子保健のあり方と主要な取り組みを国が提示し、それに従いみんなで推進しようとする国民運動計画である。2015年の4月から10年間は、特に「健やか親子21（第2次）」と位置づけられ、「すべての子どもが健やかに育つ社会」の実現を目指して活動が始まっている。ここで重要なことは、国民の主体的取り組みの推進にとどまらず、関係機関である国・地方自治体・企業・非営利組織の協働を重視し、子どもの健康の格差是正に向けた連携的な成果を出すことを重視している点である。

　特に、厚生労働省の下にある国立研究機関の保健医療科学院のWebサイト［http://www.niph.go.jp/soshiki/shogai/jikoboshi/］では、保育関連の実

図表1　国立保健医療科学院のサイトで紹介されている応急手当パンフレットの一例（保健医療・保育関係者用）と安全チェックのリスト（一般用）

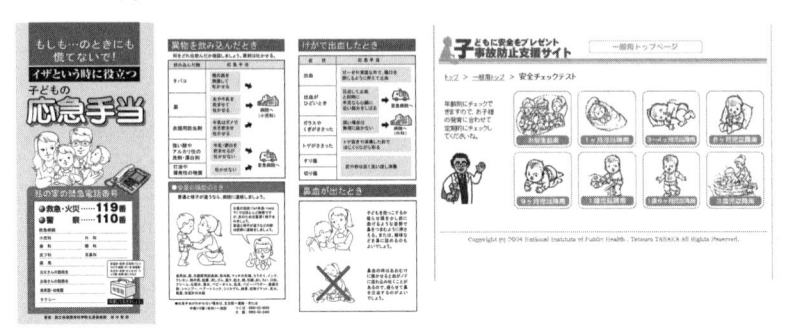

http://www.niph.go.jp/soshiki/shogai/jikoboshi/concerned/firstaid/pdf/firstaid01.pdf

http://www.niph.go.jp/soshiki/shogai/jikoboshi/general/checklist/index.html

務に携わる者にとって有用な情報が多数公開されている。サイトは、保健医療・保育関係者用、一般用、市町村関係者用に分かれており、保健医療・保育関係者用では、成長段階に応じた健診用チェックリストと指導用パンフレット、発達段階別の事故防止パンフレット、家庭内安全チェックリスト、応急手当法等が紹介されている。特にチェックリストは、子どもの事故防止および健康安全管理にも有益である。一般用の安全チェックリストや事故についての解説も用意されている（**図表1**）。

2．「子ども・子育て支援新制度」の開始

　子ども・子育て支援新制度は、「子ども・子育て関連3法」（①子ども・子育て支援法、②就学前の子どもに関する教育、保育等の総合的な提供の推進に関する法律の一部を改正する法律［認定こども園法の一部を改正する法律］、③子ども・子育て支援法及び就学前の子どもに関する教育、保育等の総合的な提供の推進に関する法律の施行に伴う関係法律の整備等に関する法律［関係法律の整備等に関する法律］。2012年8月に成立・公布）に基づき、質の高い幼児期の学校教育および保育の総合的な提供、保育の量的拡大・確保と質的改善、地域の子ども・子育て支援の充実を図り、一人ひとりの子どもが健やかに成長することができるような社会の実現を目指して、2015年4月から始まった制度である。

　子ども・子育て支援新制度では、地域のニーズに応じた多様な子育て支援を充実させる観点から、「地域子ども・子育て支援事業」を指定して国が財政支援を行うことになっている（**図表2参照**）。これにより、子どもを守る地域ネットワークが強化され、安全・安心の担保が期待されるとともに、病児と病後の対応や健診事業の充実で健康安全管理の質的向上が期待される。

3．消費者庁の取り組み

　消費者庁は、消費者の保護、安全の確保、消費者の啓発を目的として

図表2　地域子ども・子育て支援事業（兵庫県芦屋市の事例）

事業名	事業内容
利用者支援	多様な教育・保育・子育て支援事業の情報集約と提供を行い、それらの利用相談に応じる事業（※）
地域子育て支援拠点事業	公共施設等の身近な施設で子育てに疲れた心をリフレッシュし、出会いと育ち合いで仲間をつくり、輪を広げていける場を作る事業
妊婦健診	妊婦とおなかの赤ちゃんの健康を守るため、定期的な健康診査を受けられるように妊婦健康診査にかかった費用を助成する事業
乳児家庭全戸訪問事業	生後4カ月までの乳児のいるすべての家庭を、助産師、保健師、看護師等がご家庭を訪問し、体重測定や育児相談を行う事業
1. 養育支援訪問事業	1. 児童の養育について支援が必要であるにもかかわらず、積極的に自ら支援を求めていくことが困難な家庭に対し、訪問による育児や家事の支援を行う事業
2. 要保護児童等の支援に資する事業	2. 子どもを守る地域ネットワークの機能強化を図るための事業
子育て短期支援事業	保護者が病気などで、一時的に養育できなくなった児童を預けることができる事業
ファミリー・サポート・センター事業	育児の援助を受けたい人と協力したい人が会員となって一時的・臨時的に有償で子どもを自宅で預かる相互援助活動組織に関する連絡・調整をする事業
一時預かり	家庭において保育を受けることが一時的に困難となった乳児又は幼児について、主として昼間に保育所その他の場所において、一時的に預かる事業
延長保育事業	開所時間を超えて保育を行う事業
病児・病後児保育事業	病気やけがにより、保育所などで他の児童との集団生活が困難なお子さまを一時的に預かる事業
放課後児童クラブ	小学校に就学している児童であって、その保護者が労働等により昼間家庭にいないものに、授業の終了後に学校の余裕教室、公民館等の施設を利用して適切な遊び及び生活の場を与えて、その健全な育成を図る事業
実費徴収に係る補足給付を行う事業	保護者の所得等の事情を勘案して、施設に支払う物品の購入費用等を助成する事業（※）
多様な主体が本制度に参入することを促進するための事業	多様な事業者の能力を活用した教育・保育施設の設置等を促進するための事業（※）

※新制度での新規事業のため、取り組みに該当する事業がないもの
出典：http://www.city.ashiya.lg.jp/kodomoseisaku/shinseido/dai3kai.html

いる。その立場から「子どもを事故から守るプロジェクト」を遂行している。特に、次の3つの役割をミッションとして活動を展開している。

①保護者に対する情報のつなぎ：子どもにとって何が危険で、どのように注意すべきか等に関する情報の提供。

②地方公共団体、学校等の関係者に対する情報のつなぎ：他の関係者の取り組んでいるさまざまな事例などの紹介。

③事故原因となる製品、施設の改良の促進。

特に、このサイトのリンク集では、子どもの事故防止および健康安全管理に関する地方自治体や民間の取り組みが紹介されており、保育実務を行う者には有益である [http://www.caa.go.jp/kodomo/links/index.php]。

４．国民生活センターの取り組み

　国民生活センターは、消費者の生活に関する問題の事例を集め、その対処方法を紹介する独立行政法人である。その立場で、専門領域である製品による事故を中心に、子どもの危害および危険に関する情報を集めて情報公開している。特に、さまざまな子どもに関する商品テストを実施し、その結果や消費者へのアドバイスを豊富に行っている。特に、センターの性質から、消費者の相談に乗るための窓口を充実させており、子どもの事故や健康とも密着する製品に関する相談にも乗ってもらいやすい [http://www.kokusen.go.jp/soudan_now/data/kodomo_jiko.html]。

５．地方自治体の取り組み

　地方自治体でも、子どもの事故防止や健康管理に向けた活動を行っている。石川県は、実際に起きた子どもの事故の事例に基づき、事故予防のためのポイント及び応急処置について情報共有に努めている。石川県は、1996年度に県内で不慮の事故による乳児死亡数が、全国平均に比べ多くなった。そこで翌1997年度より、子どもの事故予防の事業を開始した。1998年度からは、県内の病院の協力も得て、子どもの事故の発生動向調査を開始し、「子どものまわりの安全点検」に役立つリーフレットの作成・配布や幼児視野体験メガネ、チャイルド・マウス等を保健所へ配付する事業も行った。さらに2005年度から、「子どもの事故発生動向調査」と「子どもの事故予防通信」の作成を石川県医師会に委託して継続的に実施しており、子どもの事故に関するデータを豊富に持つ国内有数の自治体となった [http://www.pref.ishikawa.lg.jp/kosodate/05boshi/jikoyobou/2.html]。県と医師会が効果的に連携し、協働しながら、地域の

子どもの事故防止を目指す代表的な事例である。こうした、地域ならではのきめ細かい協働は、日本全国でも期待されるところである。

一方、京都市は、子ども保健医療相談・事故防止センターを開設し、子どもたちの病気を防ぐ方策や、事故から守るための具体的な情報を整理して紹介している。子どもセーフティハウスも用意し、リビング、キッチン、洗面所、浴室、トイレ等の実際の部屋を再現して、そこで起こりうる事故とその防止策を学べるようになっている［http://www.anshinkodomokan.jp/index.html］。

愛知県でも小児保健医療総合センターが、事故予防ハウスを公開し、子どもの家庭内事故を防ぐためのアイディアを紹介している。こうしたセーフティハウス（家庭を再現したモデルルーム）は、子どもの事故防止や健康管理をシミュレーションするうえでも有用である［http://www.achmc.pref.aichi.jp/sector/hoken/health/index.html］。

第3節 キッズデザインやマークなどによる啓蒙活動

1．キッズデザイン協議会の取り組み

キッズデザインとは、次世代を担う子どもたちの健やかな成長・発達

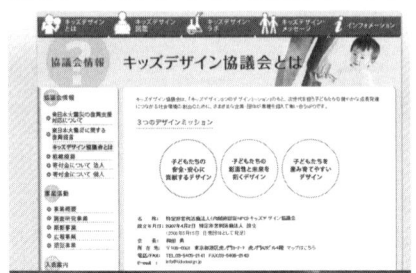

図表3　キッズデザイン協議会のサイト

出典：http://www.kidsdesign.jp/association/

につながるように、デザイン力を役立てようとするデザインコンセプトである。キッズデザインは、「子どもたちの安全・安心に貢献するデザイン」「子どもたちの創造性と未来を拓くデザイン」「子どもたちを産み育てやすいデザイン」の3つのデザインミッションの下に成立している。こうしたキッズデザインという概念を構築・啓蒙および普及させることで、子どもの事故防止や健康維持を目指す役割を果たしている（図表3）。

2．マークやシールによる安全保証

　事故を防ぐうえでは、公共性の高い機関が製品の安全レベルを保証し、消費者の効果的な選択を支援する方法も有効である。その方法として、規格に合格した製品に対し、認定マークを与えるものがある。一般財団法人製品安全協会のSGマーク（Safety Goodsマーク）や、一般社団法人日本玩具協会のSTマーク（Safety Toyマーク）、一般社団法人日本公園施設業協会のSP（Safety Product）マークによる安全遊具の保証、一般社団法人自転車協会のBAA（Bicycle Association Approved）マークによる安全に配慮された自転車の保証などがある（図表4〜7）。このように、公共性の高いさまざまな機関が、さまざまな子どもが使う製品の安全を保証する活動を行っている。園内の安全性向上に向け、このような保証製品を選択することも重要である。

図表4　SGマーク（製品安全協会）

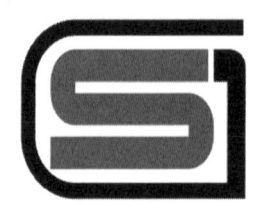

消費生活用製品の安全性認証の制度である。対象消費生活用製品は乳幼児用製品、福祉用具、家具、家庭用品、厨房用品、スポーツ用品、レジャー用品など100品目を超えている。

図表5　STマーク（日本玩具協会）

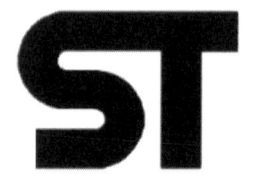

日本玩具協会が管理する玩具安全マーク。原則14歳までの子どもの玩具が対象である。玩具の安全基準であるST基準（機械的安全性、可燃安全性、化学的安全性）に適合しているものを認証。

図表6　SPマーク（日本公園施設業協会）　図表7　BAAマーク（自転車協会）

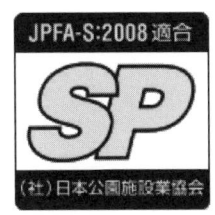

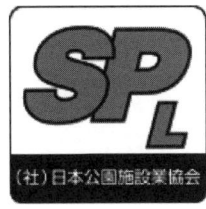

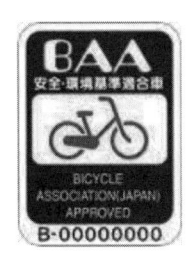

安全な遊具の保証などをSPマークで行っている。

一般社団法人自転車協会は、安全・安心なものづくりを最大の使命として、利用者の安全第一に考え、自転車業界の自主基準である「自転車安全基準」を制定。安全な自転車をBAAマークで認証するしくみを導入している。

3．絵本やリーフレットなどによる啓蒙資料

　絵本やリーフレット等、公的機関が子どもの安全や健康管理に資する資料を公共性の強い機関が作成して、配布する動きも目立つ。地方自治体では、京都市の子どもの事故防止実践マニュアルや子どもの事故応急手当マニュアル、こどもを守ろう（相談内容の冊子）の作成、横浜市の家庭における事故予防のリーフレット、公園における事故予防のリーフレットの作成などがある。一方で、株式会社ミサワホーム総合研究所のように、家庭内事故につながる危険な状態、すなわち「ヒヤリハット」

図表8　ミサワホーム総合研究所のウェブサイト

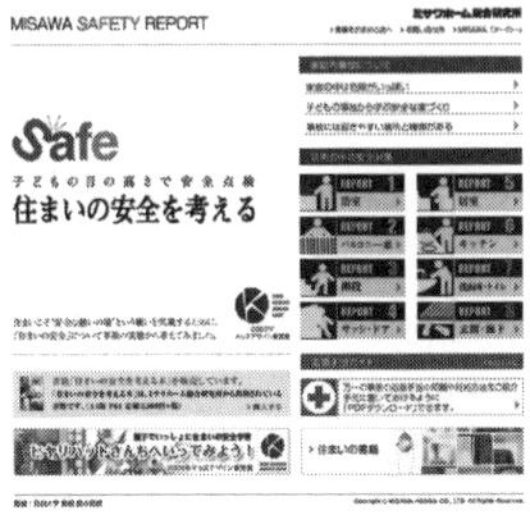

ミサワホームでは住宅メーカーの視点により、子どもにとって安全な空間を研究し、情報公開している。

出典：http://www.misawa.co.jp/kodate/tokutyou/sumuhito/pop-up/safety/

を親子でいっしょに学習できる絵本やコンテンツを作成し、公開する例もある（図表8）。こうした公的資料を、園での安全・健康管理に用いることも有効である。

第4節　地域での取り組み

1．園での取り組み

　東日本大震災以降、園でも地震や火災への対策が積極的にとられるようになっている。ハード面では、園舎を重厚な鉄骨造りとして建築基準を満たし、遊具についても全国の事故情報を早期入手し、事故の事前回避や遊具の適切な選択につなげる事例が出てきている。不審者対策も重要で、防犯カメラの増備や警察、地域住民との連携で、事件防止に努めている園が増えてきている。

　ソフト面（人的対応）についても、保健所とのコミュニケーション機会を増やし、保健師や医師との連携を深めることが大切である。クラスの部屋や室外のさまざまな空間をできるだけ広めに確保し、衛生的にして、空気感染や飛沫での感染症の伝播を縮小させるような園の空間設計にも心がけたい。

2．地域ワークショップの開催等の研究者の取り組み

　地域で、子どもの安全や健康を考えるワークショップを開催することも有効である。人間をはじめ、資源を有効に生かしながら、地域全体で子どもの安全・健康を担保する方法をワークショップ形式で編み出していく方法も有効な一手である。筆者は、公平中立な研究者の立場から、静岡県内で地域の子どもを見守り、健康および安全の管理を進めるためのワークショップの運営に携わったことがある。地域の住民や機関の人

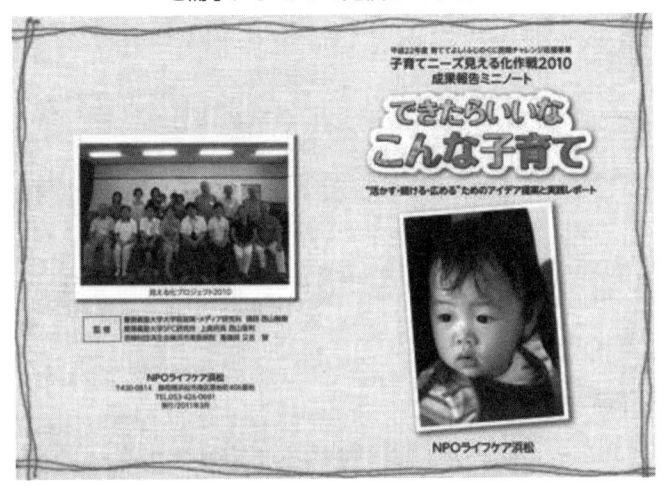

図表9　地域でのワークショップを基にアイディア
を冊子にまとめて発信した事例

NPO法人ライフケア浜松が採択された「2010年度静岡県育ててよしふじのくに
民間チャレンジ応援事業」に、筆者も当該分野の専門家として参画した

が一堂に会して、子どもの安全や健康の管理に向けた問題や課題を付箋紙に書き出しながら、それに基づいて地域で子どもの安全や健康を守っていく方策を案出するものである。成果をまとめ、冊子やインターネットで公表するのも有効である（図表9）。

　子どもの日常生活行動に基づいて、傷害予防工学の研究を行う研究も出てきている。例えば、産業技術総合研究所の西田佳史は、乳幼児の行動センシングや事故データの収集、事故サーベイランスシステム技術の開発、乳幼児の事故予防を目的としたWEBサービス用コンテンツの開発等を行っており、こうしたICT技術に着目することも、保育に携わる人には重要である。

3．地域での「3C」を生かした健康・安全の管理を

　近年は、上記で説明した子どもの健康と安全の管理に向けた地域でのワークショップが盛んである。国の健やか親子21の国民運動奨励もある

が、地方自治体・民間企業・非営利組織や個々の家族といった地域のさまざまなアクターがコミュニケーション（Communication）をとり、コンセンサス（Consensus）を得て、実際の子どもの健康および安全を管理するアクションでコラボレーション（Collaboration）する、まさしく３Ｃ活動がこの分野でも重要になっている。保育に携わる人も、園の中だけではなく、さまざまな地域のアクターとの連携を軸に子どもの健康や安全の管理を進めるよう心がけてほしい。

【演習問題】
1. 最近普及しているスマートフォンやタブレットPCなどを使って、子どもの事故防止に向けた情報共有をする際の効果的なアイディアを話し合ってみましょう。
2. 幼稚園や保育所でキッズデザインを導入するとしたら、どのようなアイディアがあるか、考えてみましょう。
3. 子どもの事故防止に向けて、新しいマークやシールによる安全保証・安全促進に向けたアイディアを話し合ってみましょう。

【参考文献】

NPOライフケア浜松編『できたらいいなこんな子育て』NPOライフケア浜松、2010年

斎藤歓能「事故防止、安全教育」平山宗宏ほか編『現代子ども大百科』中央法規出版、1988年

第12章
救急処置と救急蘇生法

遠藤由美子

第1節 子どもの事故の特徴

子どもは、日々さまざまな体験をしながら成長していく。その体験の中には、生命の危険に関わる重大な事故も含まれている。保育所や幼稚園においては、事故を未然に防ぎ、安全な環境を整えることは大切な責務である。どの幼稚園や保育所においても、事故を未然に防ぐために対策を十分に行っている。しかし、いかに予防しようと取り組んでも、事故の発生件数は、例年横ばい状態である。つまり、子どもの事故を未然に防ぐことは非常に難しいというのが現実である。

そこでこの章では、子どもに起こりやすい事故と事故防止方法を考えるとともに、不幸にも起きてしまった事故に対する対処法および心肺蘇生法について、具体的に学ぶこととする。

1．子どもが事故に遭いやすい特徴

子どもが死亡した原因について、図表1に示した。0歳から19歳までの死亡原因では、いずれも不慮の事故による死亡数が上位を占めている。ここ数年、不慮の事故による死亡者数は、1989年をピークに減少傾向に

図表1　年齢階級・性別不慮の事故による死亡数（2014年）

	第1位	第2位	第3位	第4位	第5位
0歳	先天奇形等	呼吸障害等	乳幼児突然死症候群	**不慮の事故**	出血性障害等
1〜4歳	先天奇形等	**不慮の事故**	悪性新生物	肺炎	心疾患
5〜9歳	悪性新生物	**不慮の事故**	先天奇形等	その他の新生物	心疾患
10〜14歳	悪性新生物	自殺	**不慮の事故**	心疾患	先天奇形等
15〜19歳	自殺	**不慮の事故**	悪性新生物	心疾患	先天奇形等

出典：［厚生労働省、2014］を基に作成

図表2　0歳から19歳までの年齢別死亡順位（2013年）

	計（0～29歳）	0～4歳	5～9歳	10～14歳	15～19歳
不慮の窒息	177	104	13	10	9
不慮の溺死および溺水	308	48	46	29	59
転倒・転落	180	26	7	10	30
交通事故	1,048	54	63	32	314
不慮の事故　計	2,034	272	138	92	457

出典：[厚生労働省、2014]を基に作成

あったが、2011年は東日本大震災により一時的に増加した。しかし、その後はそれ以前の状態に戻り、減少傾向にある。一方、交通事故による死傷者数は年々減少傾向にある。

　不慮の事故を死因別で示した（**図表2**）。2013年は、0歳児では食物による閉塞やベッド内の窒息死が圧倒的に多い。1～14歳では交通事故と溺死・溺水が多く、15歳以上では交通事故が多い。

2．子どもが事故に遭いやすい特性

　子どもの事故は、発生場所にかかわらず、子どもの身体発達や精神的発達の特徴と深い関係がある。その内容は、次の4項目で示すことができる［東京都福祉保健局、2008］。

①子どもは大人と比べて小さい。
・子どもは大人と比べて、身長や体重その他全てが小さい。
・全身への影響が大きく、事故の影響が重症化する。

②子どもは身体バランスが大人と異なる。
・3歳でほぼ3頭身、3～6歳児で5頭身前後と頭の比率が大きい。
・胴体の厚みよりも頭の直径が大きい。

③子どもは身体機能、運動能力が未熟である。
・平衡感覚が未熟で、素早く身をかわして、危険を避けることができない。

・筋力が弱く、身体を支えたり、物につかまったりできない。
④子どもの理解力や行動は、大人と異なる。

また、事故が発生しやすい時期があることも、子どもの事故の特性の一つである。

月別では、慣らし保育から通常保育に移行する4月下旬から7月に多くの事故が起こっている。また、曜日に差は見られないものの、時間帯では、自由時間となる10時～11時および16時～17時に、他の時間帯よりも多くの事故が発生している。

子どもの成長・発達を十分に理解したうえで、事故の特性を把握し、その状態に合わせた環境調整や幼稚園・保育所内の人員配置などを整えていく必要性がある。

【演習課題1】 園舎の中で、事故が起きそうな場所を絵に描いてみよう。
【演習課題2】 家の中では、どのような場所で事故が起きているのか、グループで話し合ってみよう。

第2節 園舎・園庭でよく起こる事故と対応

1．園舎でよく起こる事故とは

幼稚園や保育所で起こる事故は、家庭に比べると数値的には少ない。しかし、事故防止対策を行っているにもかかわらず、いまだに多くの事故が発生していることは見逃すことができない。さらに、家庭に比べると事故の発生件数に対して、死亡に至るケースが多いことは注意すべき点である。

ここでは、子どもが遭遇する事故について**図表3**に示すとともに、その簡単な応急処置と留意点について学ぶことにする。

図表3 よく起こる事故の分類

出血や痛み・腫れを伴う事故	・指を挟む　・ぶつかる　・転落　・転ぶ ・虫刺され　・刺す　・かみつき ・引っかき　・歯の外傷　・目や耳の異物
救急対応が必要になりそうな事故	・ぶつかる　・転落　・やけど　・溺水 ・窒息　・鼻出血　・虫刺され　・骨折 ・誤嚥　・歯の外傷
救急車対応が必要と思われる事故	・開放性外傷　・開放骨折　・意識障害

(筆者作成)

2．簡単な応急処置と留意点

①虫刺され
・虫に刺された場合には、刺された場所や皮膚の状態を確認する。
・刺入部の確認ができたら、刺入部から毒を絞り出すようにしながら水で洗い流す。
・毛虫等の場合には、粘着テープで毒針を取り除くか、水で洗い流す。痛みが強い場合には冷やす。
・処置を行う保育者も刺されないように注意する。
・スズメバチなどは、アレルギーショックを起こす場合があるため、状態観察を行うとともに、早急に病院受診をする。
・傷口に細菌が付かないよう、砂や泥は丁寧に流水で洗う。

②出血
・傷の深さや出血の状態を確認する。
・出血が多い場合や、骨や肉が見える、範囲が大きい場合には、病院受診をする。
・傷口を流水できれいに洗う。
・きれいなガーゼを傷口に当てる。出血がある場合には、ガーゼの上から押さえる。

③腫れ
・傷口がないか確認を行う。

- 傷や変形がない場合には、冷たい氷水や保冷剤などで患部を冷やし安静にして様子を見るか、病院受診をする。
- 変形が見られる場合には、患部の動揺をなくすことで痛みを和らげ、新たな損傷を防ぐためにも、そのままの状態で固定をして病院受診をする。

④目の異物
- 手でこすらないように話し、なだめる。
- 充血や腫れがないか確認をする。
- 異物の大きさを確認し、小さい場合には静かに目をぱちぱち開閉させ、涙で流す。取り除けない場合には流水で洗い流す。
- 激しい痛みが伴う場合には、病院受診をする。

⑤鼻出血
- 子どもを前かがみにさせ、鼻の付け根を強く圧迫する。
- 5〜10分しても止まらない場合には、耳鼻科受診をする。
- 仰向けに寝かせたり、上を向かせたりするのはタブーである。また、鼻に綿球やティッシュ等の詰め物はしない。

⑥歯の外傷
- 前歯がぐらぐらする、位置がずれるなどが多い。
- 出血がある場合、子どもにガーゼなどをかませて圧迫する。
- 歯科の受診をする。
- 永久歯が抜けた場合、1時間以内なら生理食塩水、冷たい牛乳などに浸し保存して歯科を受診する。

⑦骨折
- 骨折が疑われる場合には、RICE処置（Rest：安静、Ice：アイシング、Compression：圧迫、Elevation：挙上）を速やかに行う。
- 雑誌・新聞・ダンボールなどで、骨折部位を中心に関節を越えて固定を行う。
- 早急に病院受診をする。

・子どもの骨は、大人の骨に比べてカルシウムが少なく、コラーゲンや水分が多く、粘り気があり軟らかい。骨折の状態は、ぐにゃっと曲がった状態になる。

⑧やけど
・家庭内の事故の発生率としては最も高い。
・園内では、給食の時などに起こりやすい。
・熱湯に比べ、炎によるやけどのほうが重症度が高い。
・やけどを起こしやすいものに、湯たんぽやカイロ、アイスノン等がある。
・やけどの原因となるものを理解し、常に環境を整えておくこと、使用する場合には時間を決め、皮膚の観察を行うとともに、直接肌に当てないように注意が必要である。

〈熱傷の3分類〉
　　第1度：皮膚の熱傷で、疼痛を伴う紅斑である。
　　第2度：真皮に達する熱傷で、水泡、びらんの形成を見る。
　　第3度：皮下組織にまで及ぶ熱傷。

⑨溺水
・家庭の浴槽内での事故が最も多い。
・園内では、プールや水たまり等で起こることが多い。
・浴室内は、事故が起きやすいということを認識したうえで、事故防止対策を講じる必要がある。
・発見後は、直ちに心肺蘇生法（p161）を行うことが望ましい。

⑩誤嚥
・ふだんから、乳幼児が誤飲しやすい危険なものは、乳幼児の手の届かない場所にしまうように心がける（原因となるものは、ボタン電池、硬貨、アクセサリー、おもちゃもち、こんにゃくゼリー、洗剤、化粧品、タバコ、漂白剤、薬、化粧品等）。

⑪けいれん

・熱性けいれんとてんかんが代表的。突然意識を失い、体全体を硬くして震わせる。個人差はあるが、しばらくすると回復する。初めてのけいれんでは、原因が分からないため慌てることがあるが、落ち着いて行動する必要がある（発熱の有無の確認、時間の確認、けいれんの広がりの確認、けいれん後の回復状況の確認）。

　けいれんが止まっても意識が戻らない、けいれんが5分以上続いている、唇の色が紫で呼吸が弱い、のうち、1つでも当てはまることがあれば、救急車を呼ぼう。

3．事故が起きたときの連絡方法の流れ

　事故が発生した場合には、発見者は速やかに事故の発生状況の把握を行わなければならない。それと同時に、職員全員が情報を共有できるよう、正確な情報伝達を行わなければならない。

　あらかじめ、事故が発生した状況を想定した安全管理体制の整備や、

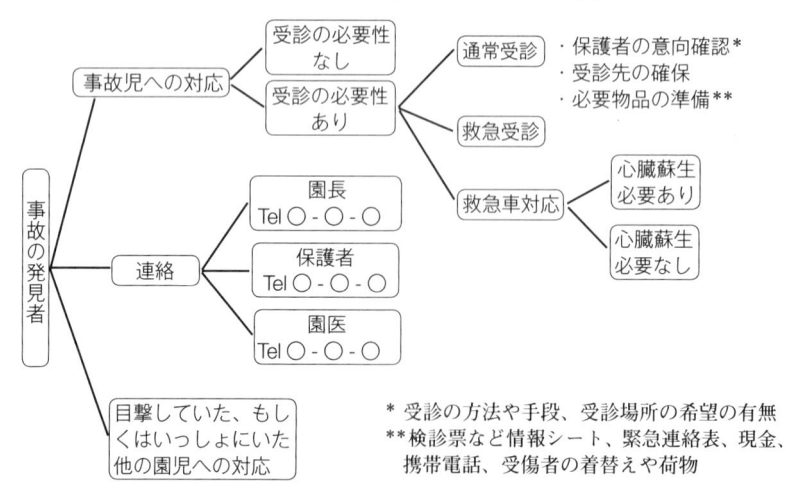

図表4　事故発生時のマニュアルの一例

事故の発見者
- 事故児への対応
  - 受診の必要性なし
  - 受診の必要性あり
    - 通常受診
      ・保護者の意向確認＊
      ・受診先の確保
      ・必要物品の準備＊＊
    - 救急受診
    - 救急車対応
      - 心臓蘇生必要あり
      - 心臓蘇生必要なし
- 連絡
  - 園長　Tel ○-○-○
  - 保護者　Tel ○-○-○
  - 園医　Tel ○-○-○
- 目撃していた、もしくはいっしょにいた他の園児への対応

＊ 受診の方法や手段、受診場所の希望の有無
＊＊検診票など情報シート、緊急連絡表、現金、携帯電話、受傷者の着替えや荷物

出典：［全国保育園保健師看護師連絡会、2008］を基に筆者作成

事故が発生した場合の手順や連絡の流れ等、園独自のマニュアルを整えておくことは、たいへん重要である（図表４）。

保育所や幼稚園での事故は、１つの事故の発生だけでその保育所や幼稚園の質が問われるとともに、園の存続にも関わる重大な出来事である。このことを十分に認識し、園児や保護者および職員に対し、日頃から安全教育を行っていくことが重要である。

> 【演習課題３】　事故発生を想定して、グループで「事故発生時のマニュアル」に沿って、役割を決めロールプレイをやってみよう。
> 【演習課題４】　次の文章で正しいものには〇、間違っているものには×を付けなさい。
> １（　）鼻血が出たので、上を向かせ首の後ろをたたいた。
> ２（　）目にごみが入ったので、こすってごみを取るように促した。
> ３（　）詰め替え用の漂白剤容器が見当たらなかったため、ペットボトルに移し変えた。
> ４（　）転んでけがをしたので、水で洗い流そうとしたが痛がったため、そのままガーゼを当てた。
> ５（　）転んで口腔内から出血していたため、指で押さえて止血した。
>
> 解答：１×　２×　３×　４×　５×

第３節　心肺蘇生法

心肺蘇生法とは、生死にかかわる重篤な状態に陥った子どもを助けるために行う一時処置である。手順をしっかりと確認するとともに、いつでも対応できるように個人個人が知識や技術を備えておくことも、保育者として重要な役割である。

１．AED（自動体外式除細動器）を使用した一時救命処置

強い刺激を与えても反応がないときには、直ちに人口呼吸や心臓マッ

図表5　AEDを使用したBLSアルゴリズム

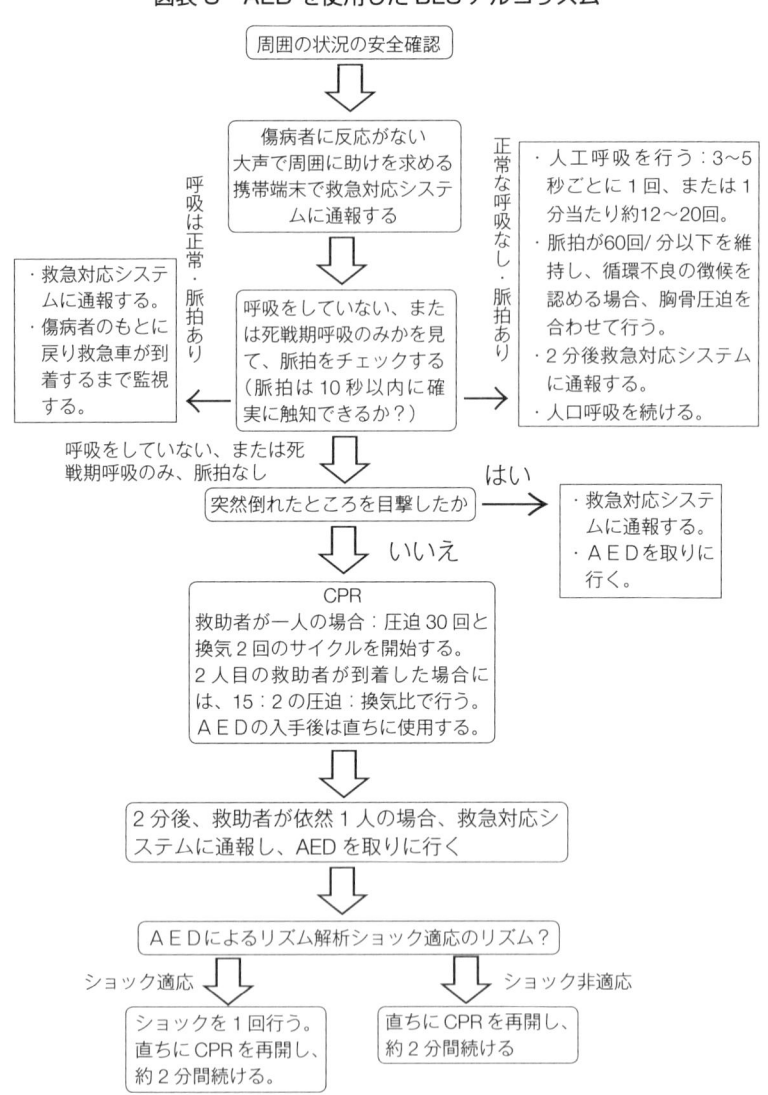

```
周囲の状況の安全確認
         ↓
傷病者に反応がない
大声で周囲に助けを求める
携帯端末で救急対応システ
ムに通報する
```

正常な呼吸なし・脈拍あり：
- 人工呼吸を行う：3〜5秒ごとに1回、または1分当たり約12〜20回。
- 脈拍が60回/分以下を維持し、循環不良の徴候を認める場合、胸骨圧迫を合わせて行う。
- 2分後救急対応システムに通報する。
- 人口呼吸を続ける。

呼吸は正常・脈拍あり：
- 救急対応システムに通報する。
- 傷病者のもとに戻り救急車が到着するまで監視する。

```
呼吸をしていない、また
は死戦期呼吸のみかを見
て、脈拍をチェックする
（脈拍は10秒以内に確
実に触知できるか？）
```

呼吸をしていない、または死戦期呼吸のみ、脈拍なし
↓
突然倒れたところを目撃したか　→　はい
- 救急対応システムに通報する。
- ＡＥＤを取りに行く。

いいえ
↓
CPR
救助者が一人の場合：圧迫30回と換気2回のサイクルを開始する。
2人目の救助者が到着した場合には、15：2の圧迫：換気比で行う。
ＡＥＤの入手後は直ちに使用する。

↓
2分後、救助者が依然1人の場合、救急対応システムに通報し、AEDを取りに行く

↓
ＡＥＤによるリズム解析ショック適応のリズム？

ショック適応：
ショックを1回行う。
直ちにCPRを再開し、
約2分間続ける。

ショック非適応：
直ちにCPRを再開し、
約2分間続ける

出典：American Heart Association編「CPRとECCのためのガイドラインアップデート2015ハイライト」www.haert.orgを基に筆者作成

図表6　AED 使用の際の留意点

身体が水で濡れていたら・・・	⇒	胸を渇いたタオル等で拭く。
ペースメーカー、ICD（自動埋め込み型除細動器）、ポートが確認されたら・・・	⇒	前胸部に皮膚の出っ張りがあるため、その位置から電極を3cm以上離して貼る。
医療用貼付薬やシップ薬が確認されたら・・	⇒	貼付薬をはがして胸を拭いた後、電極パッドを貼る。

（筆者作成）

サージ行う必要がある。図5は、AED（自動体外式除細動器）を使用した一時救命処置（BLS: Basic Life Support）の手順を示したものである。また図6は、AED 使用の留意点をまとめたものである。

┌─────────────────────────────────────┐
│【演習課題5】　CPRのやり方を、モデル人形を使って実際に行ってみよう。│
└─────────────────────────────────────┘

2．心肺蘇生法（小児のCPRの方法）

　心肺蘇生は、C（胸部圧迫）－A（気道確保）－B（人工呼吸）の手順で行うのが基本である。

　AEDには「大人用モード」と「小児用モード」の切り替えがあるため、設定を確認する（下の写真参照）。また、パッドも大人用と小児用でセットされているのが通常であるが、小児用パッドがない場合には、大人用

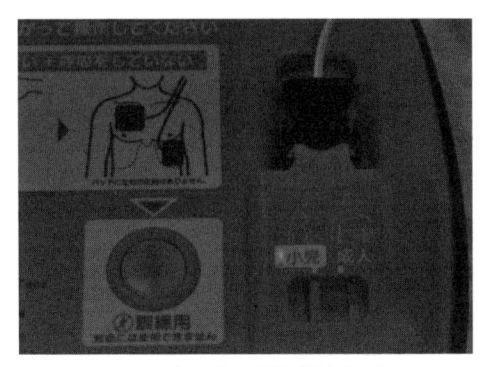

AEDの切り替え表示（写真右下）

第12章●救急処置と救急蘇生法　　163

図表7　実際の心肺蘇生法の流れ

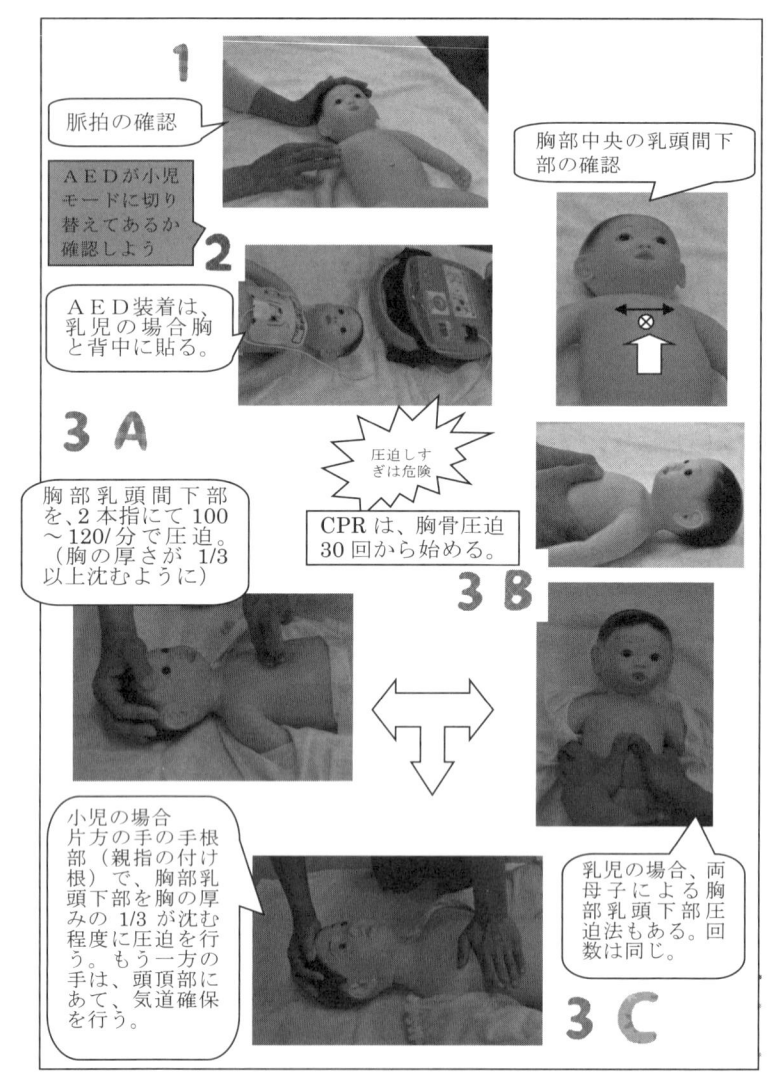

- 脈拍の確認
- ＡＥＤが小児モードに切り替えてあるか確認しよう
- ＡＥＤ装着は、乳児の場合胸と背中に貼る。
- 胸部中央の乳頭間下部の確認
- 圧迫しすぎは危険
- CPRは、胸骨圧迫30回から始める。

3A　胸部乳頭間下部を、2本指にて100〜120/分で圧迫。（胸の厚さが1/3以上沈むように）

3B

3C　小児の場合　片方の手の手根部（親指の付け根）で、胸部乳頭下部を胸の厚みの1/3が沈む程度に圧迫を行う。もう一方の手は、頭頂部にあて、気道確保を行う。

乳児の場合、両母子による両胸部乳頭下部圧迫法もある。回数は同じ。

(写真協力：株式会社京都科学、セコム株式会社)

164

パッドを小児用パッドに代用することができる。
　実際の心肺蘇生については、子どもの年齢や体格、発見時の状況により、**図表7**のように3つのパターンがある。

【引用・参考文献】

厚生労働省『平成26年人口動態統計月報年計（概数）の概況』2014年
消費者庁編「子どもを事故から守るプロジェクト」2009年
全国保育園保健師看護師連絡会『保育のなかの事故』（保健指導シリーズ8）2008年
田中哲郎編『保育所における危険予知トレーニング』日本小児医事出版、2006年
田中哲郎編『保育所における事故防止と危機管理マニュアル』日本小児医事出版、2008年
寺島裕夫編『標準傷病名辞典 Ver.3.0』医学通信社、2015年
東京都福祉保健局編『乳幼児の事故防止教育ハンドブック』2008年
内閣府編『平成23年版子ども・若者白書』佐伯印刷、2011年
内閣府編『平成25年版子ども・若者白書』印刷通販、2013年
山中龍宏「事故による子どもの障害予防に取り組む」『国民生活研究』第49巻第2号、2009年、pp49-75
山本恵子監修、佐々木祥子編『写真でわかる小児看護技術〔改訂第3版〕』インターメディカ、2015年

第13章

災害への備えと危機管理

西山　里利

第1節 園における災害時の対応

　災害には、自然現象による暴風、豪雨、豪雪、洪水、高潮、地震、津波、噴火等や人為的な火事や爆発等がある。園内および地域との連携により、災害の特性を踏まえた備えを日頃から行っておくことが必要である。
　園においては、万が一発災しても速やかに的確な行動がとれるように、災害時の対応や危機管理に関する事項を組織管理や保育計画に組み込み、保護者、地域と連携して取り組む必要がある。

1．災害別発生時の対応

　事前に、防火管理者または施設管理者に加え、子どもや職員の安否確認と施設の安全を確認する施設確認係、出席簿や備蓄品等の持ち出し係、保護者や自治体、地域等の園外への通報連絡係、子どもを安全な場所に誘導する避難誘導係、救護係等、発災時の役割分担を職員間で決めておく。日頃から災害に対する高い危機意識を持ち、被災状況等に応じた柔軟な対応ができるよう備えておく。

(1) 地震・津波

　地震発生後、本震の揺れが収まるまで机の下等で頭と首を両腕で覆うように子どもに指示する。大揺れが収まったら、初期消火および発火予防として、ガス元栓の閉栓、電気ブレーカーの遮断を行う。防火管理者または施設管理者の指示に従い、園庭の中央など頭上に物が落下しない安全な場所に避難誘導し、子どもを待機させる。子どもと職員の安全確保とともに、施設の安全確認を行う。
　余震の状況を見ながら、一次避難場所や広域避難場所等に指定されている安全な場所に誘導し、待機させる。その際、子どもにヘルメットや

図表1　園のための津波対策10カ条

津波から身を守る最大のポイントは「逃げるが勝ち」です。地震発生後、津波による災害の発生が予測されたら、すぐに子どもたちを避難誘導しましょう。	
①避難場所を決めておこう	避難する場所を、事前に園‐保護者‐地域間で話し合っておきましょう。
②小さな揺れでも油断禁物！	小さな揺れでも津波の危険性があります。
③引き潮がなくても注意！	津波の前に引き潮が必ずあるとは限りません。
④満潮のときは要注意	水位が高くなっているので、被害が大きくなります。
⑤津波のスピードは速い！	「注意報」や「警報」が出る前に来る津波もあります。ただちに避難しましょう。
⑥高い場所へ避難する	海岸から「より遠く」ではなく、「より高い」場所へ避難しましょう。
⑦注意報、警報が出たら	保護者や園の近隣に知らせ、急いで高台に避難誘導しましょう。
⑧正しい情報を聞く	ラジオ・防災無線などで、正しい情報を聞きましょう。
⑨津波は繰り返し来る！	津波は繰り返し襲ってきます。波が落ち着くまでは避難しておきましょう。
⑩海岸・河川に近づかない	「注意報」や「警報」が解除されるまで、海辺や河川には近づかないようにしましょう。

出典：「土佐清水市津波対策10か条」「小樽市津波発生対策10か条」を参考に筆者作成

頭巾、靴を着用させるとともに、避難経路に毛布を敷く等、安全な避難環境を確保した後、誘導する。津波発生の可能性がある場合は、一刻も早く沿岸部や河川付近から、海抜の高い場所に避難誘導する。津波の特性を把握し、迅速に対応する（図表1）。

(2) 台風・洪水・竜巻

　台風などの暴風、降雨等による洪水については、気象庁から発表される気象警報・注意報（図表2）を踏まえ、防火管理者または施設管理者の指示に従い、速やかに行動する。施設確認係は、子どもと職員の安全確保、ガス元栓の閉栓、電気ブレーカーの遮断、施設の安全確認を行う。
　帰宅指示の場合は、通報連絡係が保護者への連絡を行い、子どもの引き渡しを行う。避難指示の場合は、防水防寒の衣類を着せ、安全な場所

図表2　気象警報・注意報の種類

特別警報	警報の発表基準をはるかに超える豪雨等が予想され、重大な災害の危険性が著しく高まっている場合に発表し、最大限の警戒を呼びかける。	大雨、暴風、暴風雪、大雪、波浪、高潮
警報	重大な災害が起こるおそれのあるときに、予報として警戒を呼びかける。	大雨、洪水、暴風、暴風雪、大雪、波浪、高潮
注意報	災害が起こるおそれのあるときに、予報として注意を呼びかける。	大雨、洪水、強風、風雪、大雪、波浪、高潮、雷、融雪、濃霧、乾燥、なだれ、低温、霜、着氷、着雪

出典：気象庁公式ホームページを基に筆者作成

まで避難誘導し、待機させる。

　風水害対策として、事前に台風情報を得て、ベニヤ板等による戸や窓の補強、土のう等の設置等、その規模に応じて行う。

　洪水については、豪雨が続いている場合、時間経過とともに被災状況が悪化する。そのため、避難勧告や指示が出る前の早い段階から、施設管理者は自主避難、待機、保護者への引き渡しを判断する。避難指示の場合は、早めに子どもを避難させる。園庭や道路が冠水している場合は、園の最上階等の高所で救援を待つ。

　竜巻等の激しい突風については、竜巻注意情報や、地域の分布と1時間先の予報が得られる竜巻発生確度ナウキャストにより、詳細な情報を得て対応する。園内で竜巻注意報が発表された場合には、子どもを園の最下階にある保育室やホールに移動させる。窓やドア等を閉め、カーテンを引いて窓から離れる。子どもを部屋の中央部に移動させた後、机の下等に入り身を守るように指示する。屋外の場合は、橋や陸橋の下を避け、近くの頑丈な建物に子どもを避難誘導する。

(3) 土石流・地滑り・がけ崩れ

　事前に集中豪雨等の気象情報が出ている場合は、施設管理者の指示により登園停止・休園とする。登園後、時間経過とともに豪雨が悪化する場合は、洪水時の対応と同様に、早めに自主避難、待機、保護者への引

き渡しを検討し、速やかに行動する。

(4) 雷

　園内で雷鳴が聞こえてきた場合は、子どもを屋内に逃げ込むよう誘導する。避雷針がない建物の場合は、排水管等の水回りを避け、天井、壁、柱から1m以上離れた場所に子どもを誘導し、座るよう指示する。

　園外の場合は、樹木や送電鉄塔などの高い物体から子どもを離し、両足をそろえてしゃがみ、耳を塞ぐよう指示する。持ち物を身体より高く突き出さないように指導する。

(5) 火山噴火

　避難勧告や避難指示が発表された場合は、施設管理者の指示に従い、速やかに避難場所に子どもを誘導する。施設確認係が、ガス元栓の閉栓、電気ブレーカーの遮断を行う。子どもと職員の安全確保とともに、施設の安全確認を行う。避難時は、熱風や火砕物から身を守るために、長袖長ズボン等の上着、ヘルメット、ゴーグル、マスクを着用させる。

(6) 火事

　火災発生時は、発見者が大声で周囲に出火を告知する。扉、窓を閉鎖し、可能な場合は初期消火に当たる。通報連絡係が消防署へ通報する。防火管理者または施設管理者が、避難場所、避難経路、担当者等を速やかに指示する。持ち出し係が、出席簿、緊急連絡先等の重要書類、備蓄品等の非常持ち出し袋、携帯電話等を持ち出す。避難誘導係は、濡れタオル等で鼻と口を押さえ、低い姿勢で移動するよう指示する。火元から遠い場所に水平移動した後、垂直移動して下り、屋外に避難するよう誘導する。

> 【演習課題1】　実習園（または近隣の園）とその周辺地域の特性を踏まえて、災害別発災時の対応について考えてみましょう。

2. 子どもの特性を踏まえた対応

(1) 子どもの反応

　被災直後より、笑顔の消失、泣く、叫ぶ、多動、不機嫌、無表情等の心理的な反応が子どもに見られるようになる。他児の様子や保育者の反応を見て不安が増したり、緊張が高まるケースや、通常と異なる事態に直面して混乱する子どももいる。発達段階によっては、災害状況や被災による影響が理解できず、速やかに行動がとれない場合がある。日頃から、災害に関する安全教育を行うとともに、迅速に対応できるよう繰り返し訓練を行う必要がある。保育者は子どもに対して、今、何をする必要があるかを、冷静に短い言葉で明確に伝えられるように、避難訓練を重ねておく。

　安全な場所に避難した後は、保育教材がなくとも行える素話や手遊び、歌などの遊びを早期から活用し、可能な限り日常に近い環境を整え、援助する。避難が長期となる場合は、無気力・無感情等の心因反応が生ずるケースもある。そのつど心身の状態を観察・把握し、子どもの状態に沿ったケアをする。特に、遊びに心の状態が反映されることがあるため、遊び方や内容も併せて観察する。また、自治体や医療従事者、災害ボランティア等の支援者と連携を図り、継続的に心理的サポートを行う。

(2) 避難誘導

　各自治体が作成している災害ハザードマップにより、津波や河川の氾濫、土砂崩れ、道路の冠水等の可能性の高い地域をあらかじめ把握しておく。避難場所は、災害の種類によって指定場所が異なる場合があるため、確認が必要である。避難経路は、危険な地域や場所を避けて選択することが重要である。その際、海抜や勾配、高低差等の地形特性、園からの距離等を踏まえ、子どもの歩幅での移動距離や速度、体力を考慮した選択を行う。送迎車等の利用は、渋滞や事故による避難の遅れが生じ

る可能性もあるため、移動距離や道路網等を考慮した利用が求められる。被災場所からの移動では、背負う対象の子、手をつなぐ子、口頭による指示で誘導する子を瞬時に判断し、多くの子どもが避難できるよう対応する。子どもの判別は、主に、月年齢や身体損傷の状況によって行うが、背負う場合は、首がすわっていること、反応があること、頭頸部に損傷がないことが条件となる。さらしを用いた方法は、年長幼児まで背負うことができる。

```
【演習課題2】
1．避難法として、さらしを使ったおぶい方を練習しましょう。
2．避難後、保育教材がなくとも早期から遊べる方法として、具体的な活
  動内容を考えましょう。
```

3．保護者や地域との連携

(1) 安否確認と情報発受信

被災後、子どもと職員の安否確認を行い、情報を保護者や地域、自治

図表3　災害用安否確認等のサービス

	サービスの種類	通信媒体		被災者・被災地	外部
安否確認伝言板サービス	災害用音声お届けサービス	スマートフォン携帯電話固定電話	○	音声	①伝えたい相手にメッセージを録音→②伝えたい相手にメッセージがあることを通知→③相手がメッセージをダウンロードして再生→④相手がメッセージを確認したことを発信者に通知
	災害用伝言ダイヤル171	公衆電話	―		171→1 を選択→被災者の電話番号（市外局番から）→録音　171→2 を選択→被災者の電話番号（市外局番から）→再生
	災害用伝言板	スマートフォン携帯電話PC	○	伝言・メッセージ	トップメニュー→災害用伝言板→登録or確認　※安否状況の伝言を登録　「無事です」「被害があります」「自宅に居ます」「避難所にいます」等から選択　10件まで登録可能（コメント100字以内）	※被災者の電話番号を検索→伝言の確認
	災害用ブロードバンド伝言板（web171）URL：https://www.web171.jp	スマートフォン携帯電話PC	○	文字	web171→電話番号→伝言登録　web171→電話番号→伝言確認
速報等	緊急速報「エリアメール」	スマートフォン携帯電話	○	緊急地震速報、津波警報、気象等に関する特別警報、災害・避難情報	被災の恐れのあるエリアに一斉配信

○印＝スマートフォン使用時は、災害用キット（スマートフォンやタブレット端末専用アプリケーション）が必要。
(筆者作成)

体等、園外に発信する。発受信のための通信媒体としてさまざまなサービス(図表3)があり、伝言やメッセージの録音・再生、登録・確認が可能である。このほか、SNS(ソーシャル・ネットワーキング・サービス)のFacebook、Twitter、Google＋等、電子掲示板、ブログ等のソーシャルメディア等の手段を併用して情報を発受信する。

　自治体等によって放送される防災無線の情報に加え、ラジオやテレビ、スマートフォン、携帯電話、インターネット等の通信媒体による被災状況や災害情報を得て対応する。

(2) 保護者への引き渡し

　避難時、持ち出し係が持ち出した重要書類のうち、出席簿を基に安否確認を行う。保護者への引き渡しには、防火管理者または施設管理者の指示の下、引き渡しカードを使用して保護者持参の引き渡しカードと照合して、子どもを引き渡す。日頃の災害訓練において、保護者の協力を得て、保護者に引き渡すまでの訓練を行っておく。

> 【演習課題3】 安否確認方法および情報発受信について、実際に練習をしましょう(災害時以外サービスを行っていない場合があります)。

第2節 災害への備え

1. 園における取り組み

(1) 建築物

　建造物は、耐火、耐震、耐風、耐水建築物の基準を満たす必要がある。保育所は、児童福祉施設の設備及び運営に関する基準第32条により、火災対策が必要である。また、旧耐震基準の建築物に対して、学校施設、

児童福祉施設の耐震化が進められているが、現状として十分とは言えない。基準を満たしていない場合は、早急な耐震補強等が必要となる。

(2) 定期点検

避難経路には障害物等がないかを点検し、ある場合は直ちに環境整備する。設備備品では、火災通報設備、スプリンクラー、自動消火装置、非常警報器具、放送設備の作動確認を定期的に行う。また、消火器の使用期限の確認、遊具・備品の固定や転倒防止器具の取り付け状況の確認も必要である。建具やカーテンは、防炎処理された製品を使用する。

定期点検は、年間計画に組み入れて実施する。警報設備や放送設備は年に2回、避難設備、非常電源等は年に1回以上は実施する。避難経路、遊具・備品の固定等については、定期的に行うとともに日々の業務においても実施する。水害に関する点検では、排水口や通園ルートの排水状況、冠水しやすい地形の道路等を日常的・定期的に行う。備蓄品は、数

図表4　園における発災時や待機時に必要となる主な備品や備蓄

項　目	目　的	品　名
地震発生時の安全確保	頭部の保護	□防災ずきん　□ヘルメット
	停電対策	□ハンドマイク　□ホイッスル　□懐中電灯・電池式ランタン
	救助・避難	□バール　□ジャッキ
二次対応時に役立つ物資	情報収集	□携帯ラジオ　□携帯テレビ（ワンセグ）　□乾電池 □スマートフォン　□携帯電話　□衛星携帯電話 □トランシーバー
	避難行動	□マスターキー　□手袋（軍手）　□防寒具　□雨具 □スリッパ　□ロープ　□さらし
園待機時に役立つ物資	生活	□飲料水　□食料　□紙コップや紙皿 □卓上コンロ（ガスボンベ）　□ラップ　□アルミホイル □おむつ　□簡易トイレ　□ビニールシート □バケツ　□暖房器具　□使い捨てカイロ　□電子ライター □毛布・寝袋　□テント　□タオル　□衛生用品
	救護	□AED　□医薬品類　□携帯用救急セット □懐中電灯　□ガーゼ・包帯　□副木 □医療ニーズのある子ども等のための予備薬・器具等 □マスク　□アルコール　□担架
	その他	□発電機　□ガソリン・灯油　□段ボール・古新聞 □投光器　□携帯電話充電器

出典：［文部科学省、2012］pp12-13を基に筆者作成

量や使用期限等を年に1回点検する。

(3) 備蓄品

食糧は、飲料水、離乳食から成人常食の非常食を3日分程度備蓄する。定期点検にて消費期限を確認し、必要時、新しいものに入れ替える。救急用品等は数量とともに使用期限の確認をする。おむつ、タオル、哺乳瓶等の日用品や防災頭巾、ヘルメット、さらし、懐中電灯、ラジオ、非常持ち出し袋等の避難用品を備え（**図表4**）、年に1回定期点検する。

(4) 防災教育・研修

子どもと職員の防災教育として、災害訓練、避難訓練、救護訓練を年間計画に組み込み、毎月さまざまなシナリオで繰り返しシミュレーション訓練を行う。保護者にも参加を促し、子どもを保護者に引き渡すまでをも想定した訓練をする。

防災に関する職員の研修では、救護訓練や防災に関する知識や技術の習得等を行い、常に高い危機意識と発災時の迅速な対応ができるよう備えておく。

2．危機管理マニュアル

園内および地域との連携を踏まえた危機管理マニュアルを整備する。指示系統、安全確保体制、情報連絡体制・役割分担、避難所の運営支援計画、設備備品の点検、防災教育等の年間計画、設備備品の安全点検チェックリストの作成等について検討後、決定事項を掲載し、情報を共有する。

指示系統では、防火管理者または施設管理者、園長、副園長、主任、各係等の指揮権と指示系統を決める。発災時の対応として、指示系統と手順をフローチャートにしたものを職員の目立つ場所に掲示しておくとよい。安全確保体制では、避難、帰宅、一時保護、保護者への引き渡し

等について具体的な手順を明確にする。情報連絡体制・役割分担では、担当者・責任者等不在時の対応や勤務時間外の場合の非常呼集について決定する。

> 【演習課題4】 年齢別のクラスと園児数を設定し、3日分の備蓄品(品名、数)を書き出しましょう。

第3節 事故対策と事件への対応

　危機管理については、災害に加え、事件や事故にも備えておく必要がある。いずれも指示系統、安全確保体制、情報連絡体制・役割分担、安全教育の年間計画等、危機管理マニュアルで整備する事項を盛り込み、園内外での発生時の対処と日頃からの備えを十分に行う必要がある。

1．事故対策

　交通事故や転落、窒息等の事故については、安全管理と子どもの安全教育を行う。また、保護者に対する事故予防対策の指導を計画的に実施する。園の構造や設備備品等に問題が考えられる場合は、早急に対処する。万が一、ヒヤリハット事例が発生した場合は、職員全員で情報を共有し、事故の再発予防に向けて事例分析を行い、問題解決を図る。事故の分析方法には、ヒヤリハット事例分析の他、SHELL分析、4M-4E分析等がある。
　職員は、危険予知トレーニングや応急処置等の研修を定期的に行い、常に高い危険予知能力と発生時の対処能力を備えておく。

2．事件への対応

　園および地域と連携して、園内外の不審者対策を組織的に行う。

園内については、出入りの１カ所限定と施錠、二重扉やテレビドアホン、防犯カメラの設置等、侵入防止対策を講じる。侵入後の対策では、警察直通警報ボタンの設置と作動の定期点検を行う必要がある。また、催涙スプレーやさすまた、ネット銃等の備えと防衛のための訓練をしておく。

　不審者については、園内、園周辺、通園ルートの侵入しやすく逃げやすい、隠れやすい、死角等に該当する場所や構造上の問題を確認し、対策を検討する。不審者による誘拐や連れ去りの手口は巧妙であり、知っている人を装うケースもある。そのため、子どもと保護者の安全教育では、画一的に、知らない人についていかないことを指導するのではなく、危険を察知する力や自己防衛力がつくように指導する。職員の研修では、防犯意識や発生時の対処能力の向上をねらいとして、計画的に研修を行う。さらに、警察、地域住民との連携を図り、防止のための環境づくりを徹底する。

【引用・参考文献】
　文部科学省「学校防災マニュアル（地震・津波災害）作成の手引き」2012年
　気象庁「気象警報・注意報」公式ホームページ
　　http://www.jma.go.jp/jma/kishou/know/bosai/warning.html

第14章

心の健康問題

谷川　友美

第1節 職員の心のケア

　少子高齢化を迎え、経済構造や産業構造が変化してきた。近年、仕事そのものに対して、また職場環境やスタッフに対して、強い不安や悩みやストレスを感じる人が増えてきている。これらの不安やストレスが原因で心の不調を訴え、心の病気になって仕事を続けられない人々も増えている。ときに休業や退職という形で仕事から遠ざかるケースがある中、そういうことができず自殺してしまうという件数も年々増加傾向にある。

　心の健康づくりは「個人の問題」として対応するのは不十分である。「職場全体の問題」であると認識して考えていかなければならない。職場において、より積極的に心の健康の保持・増進を図ることが重要な課題となっている。厚生労働省は、「労働者の心の健康の保持増進のための指針」（メンタルヘルス指針）に基づき、職場におけるメンタルヘルス対策を推進している。個人や事業所や地域レベルだけでなく、国レベルで考えるべき問題と捉えていいだろう。

1. 心の健康問題を解決するための4つの視点

　心の健康を保つには、①セルフケア、②管理者・監督者等によるケア、③事業所内の産業保健スタッフ等によるケア、④家族等の職場以外の人からのケア、の4つの視点を忘れてはならない。この4つの視点から計画的にかつ継続的に支援があれば、心の健康が不調へ傾くことも少ない。

(1) セルフケア

　自らがストレス状態に気づき、適切に対処するための知識と方法を身につけ、自分自身でケアすることである。

　ポイントは、自分の状態に気づくことである。ストレスとどううまく

つきあっていけばいいのか、今どんなストレスにさらされているのか、ストレスにさらされていても病気にならないようにするためにどうすればいいのか、心の健康が害された場合、早い段階で気づいているか、早期に対処できているか、といった問いに対する答えを見つけていられるかが、大きく将来を左右することになる。　自分の心の状態を知ることは大切だと分かっていても、いざその職場にいたら、自らの不調のサインには気づきにくいという問題点が指摘されている。

(2) 管理者・監督者等によるケア

　管理者や監督者などといった管理する立場の人が、部下の心の健康をケアすることである。管理者・監督者は、事業所における健康問題解決に向けて非常に重要な役割を果たすことはいうまでもない。なぜなら、部下と身近に接して仕事をしているので、心の健康問題に気づきやすい位置にいるからだ。また管理者・監督者が心の健康問題に対し精力的・積極的に働きかける行為は、職場全体の雰囲気の変化にもつながり、取り組みそのものが促進されるからである。

　管理者・監督者によるケアのポイントは、次のとおりである。
・日頃からコミュニケーションを良くする。
・快適で生産性の高い職場を意識する（どうすれば雰囲気が良くなるか考える）。
・部下へ声を掛け、調子を確かめる。
・部下の心の健康に問題があるときは、早めに相談に乗る。
・職場環境を評価する。
・ストレス要因を把握し、改善可能な点は速やかに改善する。
・休業した職員には、復帰のことも考え、再発しないような対策に取り組む。

　管理者・監督者は、心の健康に関する正しい知識を持つことが要求される。例えば、自ら情報を集め勉強することも必要である。また教育研

修制度を利用し、自己研鑽することが求められる。

(3) 事業所内の産業保健スタッフ等によるケア

　幼稚園や保育所、小学校などさまざまな働く場があるが、それぞれの事業所内にいる産業保健スタッフ等によるケアのことである。具体的に、事業内産業保健スタッフ等とは、産業医、衛生管理者、事業所内の保健師等、人事・労務担当者を指す。

　これらの専門スタッフがいることで、当人も安心して相談でき、より適切な対応が可能となることはいうまでもない。産業医や保健師等が、心の健康を取り戻すための相談を受けたり、保健指導を行ったりすることもある。また面接をして、個人の状況把握を行っていく仕事も含まれる。そのほか、教育研修の場の設定および教育研修講師として職員を指導することもある。

(4) 家族等の職場以外の人からのケア

　家族は働く者にとって最も身近な存在である。うまく連携しケアし合うことで、よりスムーズな心の健康問題の解決を進めることができる。もちろん、早期に心の変調に気づいてあげられる存在でもある。また、心の健康が保てず病気になっても、回復時、家族等のケアが必要になることも多いと言えよう。しかし注意したいのは、家族が心の健康問題を引き起こすきっかけを作ったり悪化させる原因・要因になる危険性を含んでいることも念頭において理解することが必要である。

【演習課題1】　心の健康問題を解決するための基本とは何か？　4つをまとめてみよう。

2．心の健康問題を解決するためのポイント

　心の健康問題を解決していく際、どのようなことに注意して進めていかなければならないか、見落としがちなポイントを挙げていきたい。

(1) 心の健康問題の特性についての把握

　心の健康については、その評価が容易ではない。このことは、当人がどういう状況に置かれているのか、それに至ったプロセスはどんなものであったのかについて整理しないとできることではない。心の健康問題が生じるプロセスは、個人差が大きい。ときに、さまざまな考え方に変化するため、誰がいつ当人のプロセスを把握していくのかが非常に難しい。よって、心の状態は常に変化していくことを忘れず、援助者はそのつど、本人にとって利益のある相談や援助等を求められる。

(2) 個人情報の保護

　現代は多くの人々が、Facebookやツイッターやブログといった SNS を利用している。これはたいへん便利で楽しいものであるが、その利用方法を悪用すれば危険な産物になる。さまざまな情報が飛び交い混乱をもたらすこともあるので、心の健康問題を解決していく際にも、個人情報の保護の配慮を意識して取り組まなければならない。本人に個人情報は保護されることを約束し、文書でそれを残しておくことも必要となる。

(3) パワーハラスメントと思わせないような配慮・工夫

　現代はハラスメント（他者に対する発言・行動等が本人の意図には関係なく、相手を不快にさせたり、尊厳を傷つけたり、不利益を与えたり、脅威を与えること）の時代といわれている。さまざまな場面で使用される言葉であるが、パワーハラスメントと思わせないような配慮や工夫が必要である。パワーハラスメントとは、同じ職場で働く者に対して、職務上の地位や人間関係などの職場内の優位性を背景に、業務の適正な範囲を超えて、精神的・身体的苦痛を与えるまたは職場環境を悪化させる行為をいう。健康が損なわれてきた場合、他者が関わろうとしても、本人が他者からパワーハラスメントを受けたと取る場合は、さらに心の健康状態の悪化につながることも少なくない。関わり支援を行う際は、本人が

どう捉えるかに注意して接近することが求められる。

> 【演習課題2】 職場で、心の不調を感じた同僚から相談を受けたとしたら、どんなことに気をつけていけばいいのか、考えてみよう。

3．年代による心の健康に関する特徴

(1) 思春期・青年期（10代から30歳程度）の心の健康

就職して間もない頃は、子どもから大人への脱皮の時期と言える。自分自身に目を向けるようになり、急に親離れを始め、これまでとは違った価値観を身につける時期でもある。そして、「自分とは何か」「自分は何をしたいのか」「自分は何を求めているのか」というような自分探しを始めていく。これまでは、13歳くらいから22歳くらいまでを「思春期・青年期」と呼んでいたが、現在では、思春期・青年期は10歳から30歳が一つの目安となっている。心の健康状態を見ていくうえでの危険信号は、下記のような症状である。多くのケースで、心の健康状態が乱れ始めると最初に出てくる症状である。

・いらいら、集中力がない、憂鬱、落ち着きがないなど
・疲れやすい、眠れない、胃が痛い、下痢・便秘をするなど
・引きこもり、気晴らし食い、衝動買いなど

(2) 中年期（40歳前後から64歳程度）の心の健康

中年期は、40歳前後から64歳程度までの間をいい、身体的・社会的・家庭的・心理的に変化の多い時期である。若さと老い、獲得と喪失が共存する時期であり、ときには人生の危機に直面する時期でもある。職場では、これまで最前線で働いていた立場から、上司や管理職といった立場に代わり転換を求められる。仕事上の自分の能力や地位の限界も見え始め、青年期に抱いた希望と現実のはざまで揺れ動く。子育て、親の介護、夫婦の役割等に変化が出てきて、その時期に出る課題に柔軟に対応することを求められる。このような状況から、今までのやり方ではどう

もうまくいかないと感じ始め、「自分の人生はこれでよかったのか」「本当に自分のやりたいことは何なのか」という、自分の生き方、あり方そのものについて、見直しを迫られる時期でもある。

> 【演習課題3】 Aさん（24歳・男性）は、職場に行くことにストレスを感じ、腹痛や頭痛を訴えて職場を休み、3日目になった。彼に対してどのような支援が望ましいか意見を出し合い、まとめてみよう。まとめた内容を発表し、みんなで共有していこう。

第2節 精神疾患の理解と対応について

　本節では、心の健康問題に支障が起きそうな人や病気になってしまった人の理解を深めるとともに、そういう状態および病気の人にどう対応したらよいのかについて述べていく。第1節では、職員の心のケアの内容であったが、もちろんいっしょに働くスタッフの心の病気の理解として読んでもらってもかまわない。また、子どもを預ける保護者や施設を利用する利用者が心を病むことも増えてきている。よって、保護者・利用者の理解として、病気の理解と対応の学びを深めてほしいと考える。心の健康を害した場合の疾患は数多くあるが、ここでは「摂食障害（過食・拒食）」「うつ病」「引きこもり」「強迫性障害」「適応障害」を中心に、病気の理解と対応のポイントを学習していきたい。

1．摂食障害（拒食と過食）

（1）摂食障害の理解

　摂食障害とは、神経性食思不振症（拒食症）と神経性大食症（過食症）に大きく分けられる。拒食症は、食べることを極端に少なくし、周囲から見るとやせすぎているのに体重が増えることを恐れ、低体重を維持しようとする行動が目立つ病気で、過食症は、一度に大量に食べてしまい、

そのことを非常に後悔し、気持ちが憂鬱になったり、いらいらしたりし、太ることを恐れて吐いたり、下剤を使ったりすることで、食べたものを外に排出する行動が目立つ病気である。現在では約1000人に1人を超える誰でもがかかりうる病気とされている。また、比較的若い女性（10代〜30代）に多く見られる。原因については現在のところ不明である。よく見られる行動として、食品へのこだわり、料理を作り家族に食べさせ強制する傾向、人前で食べたがらない、夜中に起きて食べる、食品の買い置きをさせない、家にある食品は全て食べてしまう等がある。

(2) 摂食障害患者の対応

摂食障害は身体的・心理的・社会的な要因が複雑に絡み合って発症する病気であるので、原因を追求してみてもはっきりしないことが多い。よって、これまでのことを必要以上に考えすぎず、これからのことを考えられるような声掛けが有効である。「食べる」「食べない」にこだわらず、巻き込まれず、よいところ探しを援助者として行うことも求められる。「自分にも良いところがある」「ありのままの自分を周囲が認めてくれる」「つらいながらもがんばっている自分を認めてくれる」、そんな勇気づけられる体験、支えられる体験が大切ということを理解すること、そして本人の表面的な言動に振り回されず、ダメなことはダメとはっきり言う、また特別扱いせずに、『病気でない大人』として向かい合う姿勢や態度を示すことが対応のポイントになる。

2．うつ病

(1) うつ病の理解

うつ状態とは、心身のエネルギーが停滞して気分が沈み込んだり、興味がわかなくなったりする状態で、次のような症状が見られる。
- ・気分が沈み込む。好きなことに関心がわかない。自信がなくなる。気疲れしやすい。

- 物事をするのがおっくう。なんとかしなくてはと気がはやる。
- 不眠がち（眠りにくい、何度も途中で目が覚める、朝早く目が覚める）。食欲が落ちる。食べてもおいしくない。性的な興味が減退する。全身倦怠感。頭痛。肩凝り。胸が苦しく感じる。胸やけ。便秘・下痢。
- ささいなことを繰り返して考える。集中力が落ちる。ミスが多くなる。決断がなかなかできない。何事も悲観的に考える。
- 部屋に閉じこもる。自殺を試みる。気持ちが焦りじっとしておれなくなる。

　最近の研究によると、単極型のうつ病は、女性では5人に1人、男性では10人に1人がかかるといわれ、非常に多くの人が経験する病気である。病気なのだからとにかく休み、薬物治療をすることで回復する。

(2) うつ病患者の対応

　原則として「がんばれ」と励ますのは禁物で、よき理解者となることが求められる。また、大事な決定は後回しにすることも大切なことである。なぜなら、気持ちが焦り、将来に対する希望が持てないため、短絡的に物事を決めてしまう危険性があるからである。会社を辞める、退職の勧めに応じる、離婚を決めるなど、とても重大なことを思いあまって即断してしまうことがある。重大な決断は、うつ病が治り、物事のよしあしが偏らずに見えるようになってから判断するよう声掛けすることが賢明である。さらに、自殺に注意する必要がある。また、アルコールは禁物である。なぜなら、うつ病を悪化させる、あるいは薬との相互作用から依存症になる可能性が高いからである。

3．引きこもり

(1) 引きこもりの理解

　「社会的引きこもり」とは、そのような病気があるのではなく、「社会的に引きこもっている状態」を指す言葉である。ただ、統合失調症、う

つ病、摂食障害、強迫性障害が背景にあって引きこもることが多いとされている。男性がなりやすいとされ、少なく見積もっても現在は100万人近く日本にいるとされている。引きこもる原因もさまざまで、引きこもる期間も半年から10数年までさまざまである。引きこもっている多くは、下記のような心情で過ごしていると理解してほしい。

　・心が傷つきやすく、自信が持てない。
　・自分を責めて悩んで焦り、いらだっている。
　・周囲へ不信感を抱き、過敏に反応する傾向にある。

(2) 引きこもりへの対応

　現状をありのままに受け止め、無理をしない。引きこもる本人にも無理しないことを伝えるという対応が一般的である。引きこもり始め、口をきかなくなったり会話がなくなったりする時期は、エネルギーが自分の内側に向かうと抑うつ的となり、外側に向かうと粗い言葉遣いになって現れることがある。解決しようとすると取り組んでも疲れてしまうため、このような時期が永遠に続くわけではないと思考を転換し、まずは、ありのままを受け止め見守ることが対応の原則である。引きこもりの時間を十分に持つと、引きこもる本人も周囲の人も安定して、この時期を脱する時期が訪れる。そうなると、目標を設定せずせかさないというのが、対応の原則となる。何かしたいと思い行動に移そうとする動きを尊重することが大切である。励ましの言葉に象徴されるような、「このままではだめだ」「どうしてこんなことができないのだ」という言葉や期待は、むしろ本人を追い込み、自信を失わせることにつながりかねない。

4．強迫性障害（不安障害）

(1) 強迫性障害の理解

　強迫性障害は、不安障害という病気の一つに分類され、世界各国を調べても人類の2％いることが分かっている。症状には、トイレに行くた

び自分が汚れてしまったと感じ、長い時間をかけて手洗いを行う、玄関のドアを閉めたかどうか不安になり何度も確かめないといられなくなるなどさまざまである。この病気の症状の背景は、苦痛や不安を打ち消すために行われるものであり、本人もこの確認行為はおかしなことだとある程度自覚しているのに、繰り返し生じる強迫観念から逃れられず、強迫的な行為もやめられない。どんなに繰り返し強迫行為を行っても、不安や不快感を消し去ることができないところに、この病気のつらさがあると考えてよい。

(2) 強迫性障害の患者への対応

まずは、この病気について正しく理解するとともに、手を洗い続けることや鍵の閉め忘れを何度も確認すること等、強迫的な行為に巻き込まれないということが大切である。強迫的な行為に巻き込まれて、知らず知らずのうちに協力しているということが少なくないのが現実で、例えばガスの元栓が締まっているか、本人だけの確認では安心できないため、家族や友人や同僚にも確認の質問をするなどを行ってしまうのである。本人のためを思っての手助けであっても、病状の悪化につながることがあることを十分理解しておく必要がある。また、干渉しすぎないことも大切である。本人を思うあまりに、家族や同僚や友人が本人に代わってやってあげる、本人の意見を過剰に否定するなど干渉が過ぎると、本人は自分の考えや行動に自信がなくなり、症状を悪化させるためである。

> 【演習課題4】 手洗いをやめられない部下のBさんの手が、洗い過ぎで荒れていたとします。あなたはどうしたらよいと考えますか。グループで話し合ってみよう。

5．適応障害

(1) 適応障害の理解

適応障害とは、ある特定の状況や出来事が、その人にとってとてもつ

らく耐えがたく感じられ、結果として行動や気持ちに抑うつ、不安などを伴い、涙もろくなったり、過剰に心配したり、神経が過敏になったりする。無断欠席や無謀な運転、けんか、物を壊す、虚言、万引き、アルコール依存などの行動面の症状が見られることもあり、子どもの場合は、夜尿症、指しゃぶりなどの退行現象が起こることもある。あるストレスを感じてから3カ月以内に、情緒・行動面で症状が発生すると、適応障害とみなされる。ストレスとなる状況や出来事がはっきりしているので、その原因から離れると症状はしだいに改善する。しかし、ストレス因から離れられない、取り除けない状況では、症状が慢性化する。そういった場合は、カウンセリングを通して、ストレスフルな状況に適応する力をつけることも、有効な治療法とされている。

(2) 適応障害への対応

まじめな人は、ストレスをもろに受けやすいため、適応障害になりやすいといわれている。つまり、外的ストレスが原因であることを理解し、その人の本質を否定しないことが、対応に当たって大切な心構えである。ストレスを軽減させる、または話を聞いてあげるといった関わりは有効とされている。説教や励ましは、症状を悪化させてしまうため注意しなければならない。良い聞き役になり、本人が回復するのを温かく見守ることが得策となろう。状況が改善されない場合は、ときには職場の状況や仕事内容などの見直しをする必要もあると言える。

【引用・参考文献】

高内正子編著『心とからだを育む子どもの保健Ⅰ』保育出版社、2012年
西村昂三編著『わかりやすい子どもの保健』同文書院、2012年
厚生労働省「労働者の心の健康の保持増進のための指針について」2006年
　http://www.mhlw.go.jp/houdou/2006/03/h0331-1.html

第15章

地球保健活動

刀根　洋子

第1節 グローバルヘルスの広がりとアジェンダ

　2015年は、子どもの権利条約が締結されて25周年に当たる。地球上の子どもたちがどこで生まれ暮らしても、愛されて健康に育ち、安心できる居場所があり、その子が望む教育を受けられ、一人の人間として育っていく権利を有している。しかし、地球上には同じ権利を持ちながら、その権利を享受できない子どもたちがいることも事実である。

　1990年代から進行したグローバリゼーションは、経済、人材、物が国を超えて交流すると同時に、国内外の経済格差を生み出した。現在、地球人口の8割は途上国であり、先進工業国との間に著しい格差、特に健康の不平等を生み出している。その影響をいちばん受けているのが女性や子どもたちと言える。

　そして、健康問題について言えば、従来のHIV/AIDS、結核、マラリアの三大感染症に加えて、インフルエンザやSARSなどの新興・再興感染症など越境する感染症対策としてのワクチン問題や低栄養問題、妊産婦死亡率、乳児死亡率の削減や環境問題も地球規模で考えなければならなくなってきている。今までの「国際保健（International Health）」活動は、医療資材の供給、施設建築への経済支援や専門職養成などのエンパワーメントにシフトしながらも、富める国が貧しい国を支援するといった援助を行ってきたが、2000年代に入ってから、地球規模での解決「グローバルヘルス（Global Health）」すなわち、一地域の健康問題を全地球的に包括した課題とする必要があるという考え方に変わってきた。そして2000年の国連ミレニアム開発目標（Millennium Development Goals：MDGs）は、2015年までに解決すべき8つの数値目標を掲げた（①極度の貧困と飢餓の撲滅。②普遍的初等教育の達成。③ジェンダーの平等の推進と女性の地位の向上（エンパワーメント）。④幼児死亡（率）の削減。⑤妊産

婦の健康の改善。⑥ HIV/エイズ、マラリア、その他の疾病の蔓延防止。⑦環境の持続可能性の確保。⑧開発のためのグローバル・パートナーシップの推進）。そのうち④〜⑥の３つは、グローバルヘルスに関する課題である。しかし、これらの数値目標の達成は、ゴール⑤妊産婦の健康の改善については、東アジア、中央アジアを除いたアジアとアフリカでは、現状のままでは達成不可能である。ゴール⑥ HIV/エイズ、マラリア、その他の疾病の蔓延防止については進展なし、むしろ悪化している地域がある。

図表１　持続可能な開発目標 SGDs17

目標1．あらゆる場所のあらゆる形態の貧困を終わらせる
目標2．飢餓を終わらせ、食糧安全保障および栄養改善を実現し、持続可能な農業を促進する
目標3．あらゆる年齢のすべての人々の健康的な生活を確保し、福祉を促進する
目標4．すべての人々への包括的かつ公平な質の高い教育を提供し、生涯学習の機会を促進する
目標5．ジェンダー平等を達成し、すべての女性および女子のエンパワーメントを行う
目標6．すべての人々の水と衛生の利用可能性と持続可能な管理を確保する
目標7．すべての人々の、安価かつ信頼できる持続可能な現代的エネルギーへのアクセスを確保する
目標8．包括的かつ持続可能な経済成長、およびすべての人々の完全かつ生産的な雇用とディーセント・ワーク（適切な雇用）を促進する
目標9．レジリエントなインフラ構築、包括的かつ持続可能な産業化の促進、およびイノベーションの拡大を図る
目標10．各国内および各国間の不平等を是正する
目標11．包括的で安全かつレジリエントで持続可能な都市および人間居住を実現する
目標12．持続可能な生産消費形態を確保する
目標13．気候変動およびその影響を軽減するための緊急対策を講じる＊ 　　　＊国連気候変動枠組条約（UNFCCC）が、気候変動への世界的対応について交渉を行う一義的な国際的、政府間対話の場であると認識している。
目標14．持続可能な開発のために海洋資源を保全し、持続的に利用する
目標15．陸域生態系の保護・回復・持続可能な利用の推進、森林の持続可能な管理、砂漠化への対処、ならびに土地の劣化の阻止・防止および生物多様性の損失の阻止を促進する
目標16．持続可能な開発のための平和で包括的な社会の促進、すべての人々への司法へのアクセス提供、およびあらゆるレベルにおいて効果的で説明責任のある包括的な制度の構築を図る
目標17．持続可能な開発のための実施手段を強化し、グローバル・パートナーシップを活性化する

出典：公益財団法人地球環境戦略研究期間「持続可能な開発目標（SDGs）に関するオープン・ワーキング・グループ成果文書（IGES 仮訳）　http://www.iges.or.jp/jp/sdgs/sdgs.html

ゴール④乳幼児死亡率の削減については、9地域中6地域が目標達成しているとまとめている（国連ミレニアム開発目標年次報告）。

　2015年9月、国連はミレニアム開発目標の後を受けて、次の15年間で国際社会が達成しなければならない目標「持続可能な開発のための2030アジェンダ（SDGs）」を採択した。ミレニアム開発目標（MDGs）では8つであった目標が、SDGsでは17と増えている（図表1）。従来の貧困、飢餓、健康的な生活、教育、ジェンダー平等、衛生的な水などの課題に加えて、現代的エネルギーへのアクセス、経済成長と適切な雇用、イノベーションの拡大、各国間・国内の平等、安全かつレジリエント（災害などに対する強靭さ、柔軟性）な都市居住、全ての人々が司法にアクセスできるなどの目標が挙げられており、特にジェンダー平等や、女性と少女のエンパワーメント＊の大切さを強調している。

> ＊1980年代以降広まった概念で、社会的弱者が自分で力をつけること、またその過程を他者が側面支援することを指す。個人の内面に自己否定や無力感を生み出す社会的要因を本人が自覚することによって尊厳を回復して自信がつき、そのような内面的変化が生活機会の自主的な拡大にもつながる、という考え方に基づく。教育、法、政策などあらゆる場面で対策をとることが望まれている。

　SDGsの実現に向けて、各国の抱える課題は異なるが、都市がエネルギー、水、食料を農村部とのサプライチェーンに依拠していること、自然災害、伝染病・感染症対策がグローバルに解決されなければならない点を強調している。2015年、日本政府は「平和と健康のための基本方針」を発表し、その目的を、「すべての人の健康が保障され、感染症などの公衆衛生危機・災害などの外的要因にも強い社会の構築を実現すること」に置いている。その中でも特記すべきは、女性への配慮としてリプロダクティブ・ヘルス（性と生殖に関する健康）を実現することとしている。

　リプロダクティブ・ヘルスは、保健医療の問題だけではなく、ジェンダーの平等と深く関わっている。子どもの生存・健康もまた、女性の社会的環境と密接な関係を持っている。図表2は、世界子供白書のタイト

図表2 『世界子供白書』タイトル一覧

年	タイトル
2001	幼い子どものケア
2002	リーダーシップ
2003	子どもの参加
2004	女子・教育・開発
2005	危機に晒される子どもたち
2006	存在しない子どもたち
2007	女性のエンパワーメント
2008	子どもの生存
2009	妊産婦と新生児の保健
2010	「子どもの権利条約」採択20周年記念
2011	青少年期(10代)可能性に満ちた世代
2012	都市に生きる子どもたち
2013	障がいのある子どもたち
2014	だれもが大切な"ひとり"
2015	未来を再考する：一人ひとりの子どものためのイノベーション

出典：UNICEF『世界子供白書』2001～2015年

ルを2001年から2015年まで一覧にしたものであり、その時代の子どもたちの状況や保健の課題が見えてくる。

例えば、2001年の「幼い子どものケア」では、紛争や貧困、HIV/エイズから幼い子どもの生存を守るケアの重要性について報告している。

2009年「妊産婦と新生児の保健」では、開発途上国の妊産婦死亡率は先進国の300倍（2005年調査）であること、乳児死亡率や幼児死亡率なども格差が大きいことが報告されている。

2010年「子どもの権利条約」採択20周年記念号では、「子どもの権利」という概念が世界中で共有されただけでなく、子どもたちを取り巻く状況は、多くの面で改善された。例えば5歳未満の子どもの死亡率は削減され、多くの子どもたちが初等教育を受けられるようになっている。しかし、世界的な経済的・社会的変化は、人口増加や都市化、気候変動が子どもたちの生活にどのような影響を与えていくか、次の20年へ向けて果たす役割について報告している。

2012年の「都市に生きる子どもたち」では、都市のスラムや貧しい居住区に暮らす子どもたちは、清潔な水、電気、保健ケア、教育などの基

本的なサービスにアクセスできていないことや、路上で働く子ども、人身売買された子ども、過酷な児童労働に従事する子どもに目を向けた。

2013年の「障がいのある子どもたち」、2014年の「だれもが大切な"ひとり"」では、障害や性別や貧困による差別、ストリート・チルドレンや難民の子どもたち、HIV/AIDSで親を亡くした子ども、データに現れてこなかった子どもたちの統計を充実させ、全ての子どもが格差のない「インクルーシブ（Inclusive）な社会＝誰もが受け入れられる社会」を目指すことを提言した。

2015年の「未来を再考する：一人ひとりの子どものためのイノベーション」では、子どもたちを苦しめ続ける長年にわたる問題を是正すべく、勇敢な、そして斬新な発想を求めている。イノベーション（技術革新）によって子どもの状況が改善されるように、コミュニティ・レベルでの最良の解決策を求めている。そして白書は、「子どもの権利条約は、その存在自体がイノベーションである」とうたっている。

第2節　子どものグローバルヘルスと健康格差

2000年代から、日本の保健医療の水準はめざましく改善し、2014年の妊産婦死亡率、乳児死亡率など母子保健指標は、先進工業国のトップに位置している。地球規模で見ると、先進国と開発途上国のデータからは歴然とした健康格差が見える。**図表3**は、母子保健関連指標である。例えば、妊産婦死亡率はアフリカのサハラ以南では510、すなわち10万回の出産に対して510人が亡くなっている。世界全体では210、日本では3.4であり、アフリカと日本の格差は150倍にもなる。妊産婦死亡率が減らない要因として、戦争・内戦、極度の貧困、保健医療システムの壊滅などがあり、このような下での女性の健康レベルは、子どもの健康へ波及する。

図表3　世界の母子健康指標

地　域	幼児教育出席率(%)	初等教育純出席率(%)	妊産婦死亡率(出産10万対)	新生児死亡率(生後28日以内出生千対)	乳児死亡率(1歳未満出生千対)	5歳未満児死亡率(出生千対)	5歳未満児の低体重率(%)	専門職が付き添う出産(%)	合計特殊出生率
サハラ以南のアフリカ	26	53	510	31	61	92	21	47	5.1
中東と北アフリカ	17	—	110	15	24	31	7	79	2.9
南アジア	20	66	190	30	45	57	32	50	2.6
東アジアと太平洋諸国	36	90	74	10	16	19	5	93	1.8
ラテンアメリカとカリブ海諸国	—	—	85	9	15	18	3	93	2.2
CEE/CIS*	—	91	27	9	17	20	2	99	1.8
後発開発途上国	12	61	440	29	55	80	22	47	4.3
世界	—	67	210	20	34	46	15	68	2.5
日本	—	—	—	3.4	1	2	3	—	—	1.4

＊全データはユニセフの世界統計データベースに掲載．Data.unicef.org
＊CEE/CIS：中部・東部ヨーロッパ、独立国家共同体

出典：『世界子供白書2015』要約版より筆者作成

　途上国における5歳未満の子どもの死因は、栄養障害が約半数、急性呼吸器障害、下痢症、麻しん、マラリアなどである。原因として感染症が複雑に関与していることが多い。そして予防可能な感染症から子どもたちを守るために、拡大予防接種計画（Expanded Programme Immunization: EPI）では乳児の基本的なワクチン接種を推奨しているが、途上国の子どもには行き届いていない。易感染状態（免疫機能低下や抵抗力が弱く感染しやすいこと）と栄養状態は密接な関係がある。乳児の低栄養問題は、まず貧困によるものだが、妊婦の栄養状態や食事のタブーなどの文化、不完全な母乳栄養や離乳食などの改善の必要性が挙げられる。また、海外渡航する子どもたちにとっても、予防接種システムの違いは負担になっている。

　乳幼児の生存と健康を守るために、女性の健康や生活環境は大切である。それには、女性のジェンダーの平等の下に「性と生殖の健康と権利

（セクシャル・リプロダクティブ・ヘルス／ライツ）」が保障されることが必要である。1990年代に入ると、母親から女性の健康へと視点が変化し、思春期保健、望まない妊娠、妊産婦死亡、HIV/AIDSなど性感染症、家族計画・不妊、女性や子どもへの暴力、性器切除、メンタルヘルスなどグローバルヘルスの広がりを見た。貧困、教育機会の格差、小児労働、少女の結婚、紛争下の暴力と性被害などの社会問題や国際関係が健康問題と密接に関与することも見逃せない。

第3節　日本の母子保健システムと母子健康手帳

　2009年の世界子供白書は、「戦後の日本の母子保健制度の素晴らしさ」に言及している。特に、妊産婦死亡率を激減させた要因として出生から就学前までの継続したケアを挙げている。**図表4**は、2015年現在の日本の母子保健対策である。思春期から学童期までの保健サービスがシステム化されている。サービスを受けるためには、妊婦自身が「妊娠届け」をし、市町村の母子健康手帳の交付を受けることから始まる。第二次世界大戦前の1943年には193.6であった妊産婦死亡率（妊娠中および妊娠終了後満42日未満の死亡）は、戦後20年がたった1965年に80.4と減少した。その後、2013年には3.4に激減したのである（死亡数36人）。現代の日本では、母児ともに出産で命を失うことはまれである。乳児死亡率（生後1年未満の死亡。出生1000対）についても、戦前（1943年）には86.6であったものが、1965年には18.5、2012年には2.2と激減した。2014年、日本の周産期死亡率（妊娠満22週から出生後満7日未満の児の死亡。出産1000対）、乳児死亡率、乳幼児死亡率（生まれた子どもが5歳までに死亡する確率。出生1000対）は、世界のトップレベルである（図表3）。

　これら母子保健指標が改善したのは、高度の周産期・小児医療、市町村をはじめとしたコミュニティケアの推進、ヘルスプロモーション

図表4　日本の母子保健対策

(2015年3月現在)

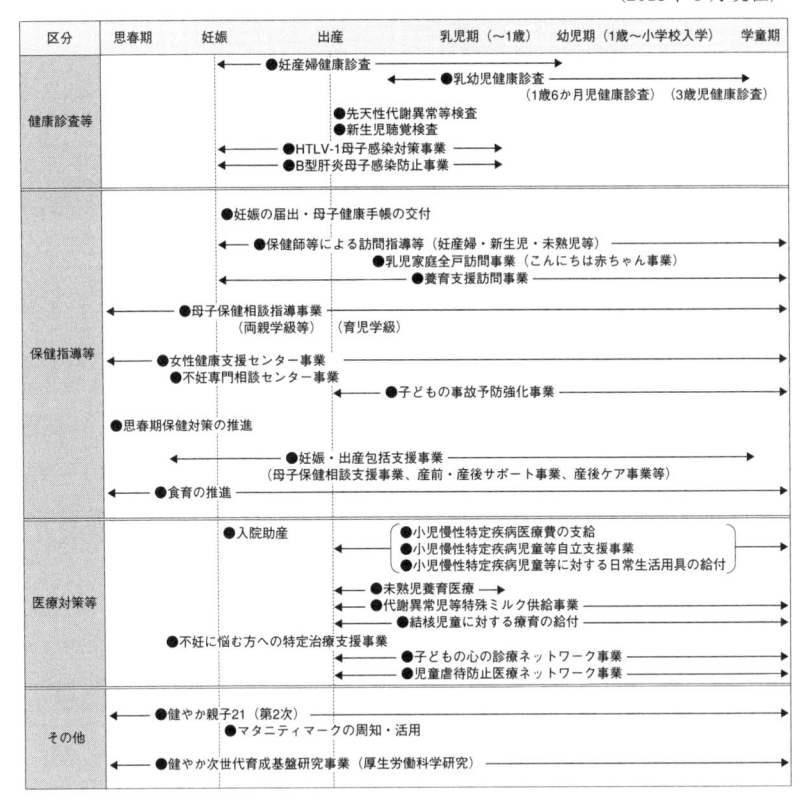

区分	思春期	妊娠	出産	乳児期（～1歳）	幼児期（1歳～小学校入学）	学童期
健康診査等		●妊産婦健康診査		●乳幼児健康診査（1歳6か月児健康診査）（3歳児健康診査）		
			●先天性代謝異常等検査			
			●新生児聴覚検査			
		●HTLV-1母子感染対策事業				
		●B型肝炎母子感染防止事業				
保健指導等		●妊娠の届出・母子健康手帳の交付				
		●保健師等による訪問指導等（妊産婦・新生児・未熟児等）				
				●乳児家庭全戸訪問事業（こんにちは赤ちゃん事業）		
				●養育支援訪問事業		
		●母子保健相談指導事業（両親学級等）（育児学級）				
		●女性健康支援センター事業				
		●不妊専門相談センター事業				
				●子どもの事故予防強化事業		
	●思春期保健対策の推進					
		●妊娠・出産包括支援事業（母子保健相談支援事業、産前・産後サポート事業、産後ケア事業等）				
	●食育の推進					
医療対策等			●入院助産	●小児慢性特定疾病医療費の支給		
				●小児慢性特定疾病児童等自立支援事業		
				●小児慢性特定疾病児童等に対する日常生活用具の給付		
				●未熟児養育医療		
				●代謝異常児等特殊ミルク供給事業		
				●結核児童に対する療育の給付		
	●不妊に悩む方への特定治療支援事業					
				●子どもの心の診療ネットワーク事業		
				●児童虐待防止医療ネットワーク事業		
その他		●健やか親子21（第2次）				
		●マタニティマークの周知・活用				
		●健やか次世代育成基盤研究事業（厚生労働科学研究）				

出典：厚生労働省「平成27年版厚生労働白書 資料編」p190

(WHO〔世界保健機関〕が1986年のオタワ憲章において提唱した新しい健康観に基づく21世紀の健康戦略で、「人々が自らの健康とその決定要因をコントロールし、改善することができるようにするプロセス」と定義されている）など、データ改善の要因は挙げられるが、その一端を担ったのが、母子健康手帳だと言える。母子健康手帳の歴史は古く、1942年の妊産婦手帳に始まる。厚生省令をもって「妊産婦規定」が公布され世界で初めての妊産婦登録制度が発足した［中島、2011］。**図表5**は、1945年終戦の半年前に群馬県で発行された妊産婦手帳である。妊婦、世帯主、出産予定日、

図表5　戦前の妊産婦手帳

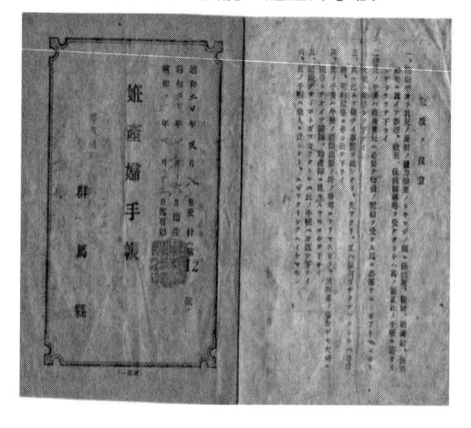

(筆者所蔵)

　妊産婦の心得、妊産婦・新産児健康状態、分娩記録、医師・助産師・保健師へ「取扱注意」が記載できる10枚のパンフレットのような装丁である。戦時下の状況を反映して、石鹸、綿花、ガーゼ、乳児用衣料、砂糖240匁（900g）などの配給記録が残る。その後、妊産婦手帳は母子手帳から現行の母子健康手帳へと名を改め、内容も充実していった。

　母子保健法（1965年）は「母性並びに乳児及び幼児の健康の保持及び増進を図るため、母子保健に関する原理を明らかにするとともに、母性並びに乳児及び幼児に対する保健指導、健康診査、医療その他の措置を講じ、もつて国民保健の向上に寄与することを目的とする」とし、第16条において、母子健康手帳の交付について規定している。

　妊娠中から就学前までの母児の健康診査記録をはじめ、予防接種記録、事故予防や妊産婦と乳児の栄養など保健指導や育児に関するもの等、その内容は省令で定められ、地方自治体が任意記載事項を設けることができる。100ページを超えるこの一冊が子育てのミニマムガイドラインであり、子ども一人ひとりの成長・発達の記録になっている。

　2012年に改正された母子健康手帳は、「妊婦自身の記録」を増やし、①両親で記載できる、②新生児の検査記録欄と胆道閉鎖症の早期発見のための便の色、③幼児期の健診の推奨と両親の育児の悩み記載欄、④予防

接種欄の拡充、⑤乳幼児身長発育曲線の改定、など10項目が検討された（平成23年度厚生労働省科学研究費補助金事業「母子健康手帳の交付・活用の手引き」2012年3月）。母子健康手帳の意義や利用方法については、研究報告が多く発表されている。例えば、親と医療サイドにとって共有できる持ち運び簡単な情報であり、単に母子の健康診査データだけではなく、養育者の価値感、知識、子どもへの関心、育児の悩みや不安を捉えることができ、海外渡航する子どもたちの予防接種、入院や転院や保育所入所などの際の参考資料になる。母子健康手帳は成人したら子どものもの、親から子ども、そして孫へ愛情の世代間伝達であるとするものから、新しい試みとして電子手帳化の検討などが報告されている。また、母子健康手帳の記載事項・データそのものを分析対象として研究を行い報告したものも多い。

第4節 日本の母子健康手帳のグローバルな広がりに向けて

　日本の母子健康手帳は、世界に類を見ない豊かな内容を持っている。そして何よりも重要なことは、母親が管理できることにある。国によっては、母と子の記録が別々であったり、母親の健康記録がない、あるいは健診のたびにカードを配布する国もある。日本で生まれた母子手帳は今、アジア、アフリカ諸国をはじめ世界30カ国を超える地域へ広がっている。1998年に第1回母子手帳国際会議が東京で開かれて以来、毎年開催され、2015年にはカメルーンで22カ国が参加し、第9回母子手帳国際会議が開催された。行政職、保健医療関係者、研究者、JICA（国際協力機構JICA）、NGOなど推進団体などが集い、手帳の活用方法や成果について討議された。

　1986年、国際協力事業団（現・国際協力機構；JICA）は、海外における

母子手帳の普及活動を進めていった。現在ではJICA、ユニセフ、NGOの協力を受けて、その国に合った母子手帳が作られている。インドネシアのジャワ州において、JICAの協力でインドネシア版母子手帳が作成され、1994年より配布された。内容は、妊娠・出産の記録、健康チェック、家族計画、歯科衛生、乳幼児の発育発達記録とチェック、離乳食や栄養指導、予防接種など基本的な事柄であるが［渡辺ほか、1999］、各々の国が、日本版をそのまま翻訳するのではなく、その国の状況に合わせたもの、母親の教育レベルや識字率を考慮し、絵やイラストを多く活用した"手帳"を工夫している。

　2013年現在、国全体に普及しているのは、日本、韓国、タイ、インドネシア、ラオス、ブータン、チュニジア、セネガル、ニジェール、ケニアほかであり、パイロットプロジェクト進行中は、ベトナム、カンボジア、バングラデシュ、フィリピン、モンゴル、ミャンマー、カメルーンほかがある［中村、2013］。検討中の国も含めて、今後ますます使用地域は広がっていくと考えられる。母子手帳の普及と同時に、母子手帳の効果についての調査報告も活発に行われている。例えば、カンボジアでは、母子健康手帳（Maternal and Child Health Handbook）が妊婦の認識や行動に影響している［yanagisawa et al, 2011］、すなわち、手帳を持つことで妊婦健診や乳幼児健診の受診回数が増加した、新しい情報や知識を得たという報告がある。そして、手帳を持たない群との比較では、出生後のケアを受ける率が高いなどが報告されている。

　Nakamura Baequniは、バングラデシュ、フィリピン、インドネシア、カンボジアでの母子健康手帳の効果に関する論文を分析し、「妊娠中から母子手帳を使用した母親は、知識レベルが有意に高い、妊婦健診を受診し栄養に気を付けていた、熟練助産師による安全な診療を受け、保健医療施設で分娩していた」という点に有意差が認められたと報告している［Nakamura, 2012］。

　ミレニアム開発目標の2つ「乳幼児死亡率の削減」「妊産婦の健康改

善」の達成が遅れているアフリカでも、その国の文化や習慣に合った手帳が作成されることが望まれている。

　Hagiwaraらの「アフリカリポート」によると、2010年アフリカへの母子手帳の導入について、ケニア、ルワンダ、タンザニア、ウガンダ、インドネシア、日本の参加者がディスカッションを行った。インドネシアの経験に学び、母子手帳の導入には政治的コミットとリーダーシップが必要で、調整と積極的な介入を行い、情報システムと財政的基盤の確保、健康へのアクセスが容易であるという条件が共通理解された［Hagiwara et al, 2011］。

　かつて第二次世界大戦後の日本の乳児死亡率の高さは、現在のアフリカのそれと同じであったが、母子健康手帳をはじめ母子保健施策の浸透により改善することができた。南アジアやアフリカの途上国の母子保健の改善のために、先進国・途上国を問わず協力をする必要がある。質の高い母子保健対策を行っている日本が国際社会に貢献できることはたくさんある。しかし、国内では、自治体が妊婦健診の乳幼児医療の無料化を進めているにもかかわらず、未受診妊婦や飛び込み出産が少なからずあり、子どもの医療費に困るような貧困問題が起こっている。在日外国人家族の健康問題にも配慮しなければならない。外国語版母子健康手帳は現在8カ国語併記（ハングル語、中国語、タイ語、タガログ語、ポルトガル語、インドネシア語、スペイン語、英語）で出版されている。日本で出産育児をする外国人家族は、原則的に日本人と同じ母子保健サービスを受けることができる。日本の母子健康手帳に端を発した母子一貫した継続記録システムの母子手帳が、世界に広まっていくことを期待したい。

【演習課題】
1．子どもの健康状態を表す統計指標について調べてみましょう。
2．世界の初等教育就学率について調べてみましょう。
3．次ページに掲載した《参考になるウェブサイト》を訪ねて、関心のあるテーマについて調べてみましょう。

【引用・参考文献】

中島正夫「妊産婦と乳幼児の健康を支援する手帳制度の変遷と公衆衛生行政上の意義について」『日本公衆衛生雑誌』Vol.58 No.7、2011 年、pp.515-525

渡辺洋子・尾崎敬子・佐藤善子ほか「インドネシアにおける母子手帳プログラム」『小児保健研究』58 (2)、1999 年

中村安秀「世界の母子健康手帳」『チャイルドヘルス』16 (12)、2013 年、pp.856-859

Yanagisawa Satoko, Hang Vuthy, Soyano Ayako et al., "Impacts of MCH Handbook on Knowledge and Behavior Cambodian Case," *J. International Health*, 26(3), 2011

Baequni, Nakamura,"Is Maternal and Child Health Handbook effective? Meta-Analysis of the Effects of MCH Handbook." *J. International Health* 27(2), 2012, pp.121-127

Hagiwara, Osaki, Saito, "Strengthening Maternal, Newborn and Child Health (MNCH) by Introduction of Maternal and Child Health (MCH) Handbook in Africa-Report of the regional Work Shop in Kenya," *J. International Health*, 26(3), 2011, p191

《参考になるウエブサイト》

外務省ホームページ　http://www.mofa.go.jp/mofaj/

厚生労働白書 http://www.mhlw.go.jp/toukei_hakusho/

国連人口基金 United Nations Population Fund (UNFPA) http://www.unic.or.jp/

国際協力 NGO ジョイセフ (JOICFP) https://www.joicfp.or.jp/jpn/

国立社会保障・人口問題研究所 http://www.ipss.go.jp/

ユニセフ (UNICEF：国際連合児童基金) http://www.unicef.or.jp/

ユニセフ世界子供白書 http://www.unicef.or.jp/library/sowc/

【監修者紹介】

林 邦雄（はやし・くにお）
　　元静岡大学教育学部教授、元目白大学人文学部教授
　　［主な著書］『図解子ども事典』（監修、一藝社、2004年）、『障がい児の育つこころ・育てるこころ』（一藝社、2006年）ほか多数

谷田貝 公昭（やたがい・まさあき）
　　目白大学名誉教授
　　［主な著書］『しつけ事典』（監修、一藝社、2013年）、『実践・保育内容シリーズ［全6巻］』（監修、一藝社、2014〜2015年）ほか多数

【編者紹介】

宮島 祐（みやじま・たすく）
　　東京家政大学子ども学部教授・東京医科大学医学部小児科学分野兼任教授
　　［主な著書］『小児科医のための注意欠陥/多動性障害の診断・治療ガイドライン』（編著、中央法規出版、2007年）、『病弱・虚弱児の医療・療育・教育』（分担執筆、金芳堂、2015年）ほか多数

【執筆者紹介】

(五十音順、[ ]内は担当章)

糸井志津乃（いとい・しづの）[第6・8章]
　目白大学看護学部教授

遠藤純子（えんどう・じゅんこ）[第7章]
　昭和女子大学人間社会学部専任講師

遠藤由美子（えんどう・ゆみこ）[第12章]
　聖ヶ丘教育福祉専門学校専任教員

金井玉奈（かない・たまな）[第9章]
　富士リハビリテーション研究所所長

谷川友美（たにがわ・ともみ）[第14章]
　別府大学短期大学部准教授

刀根洋子（とね・ようこ）[第15章]
　目白大学看護学部教授

中村宏子（なかむら・ひろこ）[第1章]
　中村学園大学短期大学部講師

西山里利（にしやま・さとり）[第2・13章]
　目白大学人間学部専任講師

西山敏樹（にしやま・としき）[第10・11章]
　東京都市大学都市生活学部准教授

細井　香（ほそい・かおり）[第4章]
　東京家政大学子ども学部准教授

弓場紀子（ゆみば・のりこ）[第3章]
　畿央大学健康科学部准教授

吉田由美（よしだ・ゆみ）[第5章]
　元目白大学大学院看護学研究科教授

保育者養成シリーズ

子どもの保健Ⅱ

2016年4月25日　初版第1刷発行

監修者　林 邦雄・谷田貝 公昭
編　者　宮島　祐
発行者　菊池 公男

発行所　株式会社 一藝社
〒160-0014 東京都新宿区内藤町1-6
Tel. 03-5312-8890　Fax. 03-5312-8895
E-mail : info@ichigeisha.co.jp
HP : http://www.ichigeisha.co.jp
振替　東京 00180-5-350802
印刷・製本　シナノ書籍印刷株式会社

©Kunio Hayashi, Masaaki Yatagai 2016 Printed in Japan
ISBN 978-4-86359-095-3 C3037
乱丁・落丁本はお取り替えいたします

一藝社の本

実践 保育内容シリーズ［全6巻］ ＊各巻平均184頁
谷田貝公昭◆監修
《保育内容各領域のポイントを精選。コンパクトで使いやすい新シリーズ！》

1 健康
谷田貝公昭・高橋弥生◆編

A5判　並製　定価（本体2,000円＋税）　ISBN 978-4-86359-072-4

2 人間関係
小櫃智子・谷口明子◆編著

A5判　並製　定価（本体2,000円＋税）　ISBN 978-4-86359-073-1

3 環境
大澤 力◆編著

A5判　並製　定価（本体2,000円＋税）　ISBN 978-4-86359-074-8

4 言葉
谷田貝公昭・廣澤満之◆編

A5判　並製　定価（本体2,000円＋税）　ISBN 978-4-86359-075-5

5 音楽表現
三森桂子・小畠エマ◆編著

A5判　並製　定価（本体2,000円＋税）　ISBN 978-4-86359-076-2

6 造形表現
おかもとみわこ・石田敏和◆編著

A5判　並製　定価（本体2,000円＋税）　ISBN 978-4-86359-077-9

ご注文は最寄りの書店または小社営業部まで。小社ホームページからもご注文いただけます。